Treatment of Psoriasis with Biologics: Cases Collection

银屑病生物制剂治疗实践 病例荟萃

主　编　张建中

编　者　（按姓氏笔画排名）

于　浈　王　娟　匡叶红　刘　娜

关　欣　纪　超　李　延　李上云

吴　昊　余晓玲　张　娇　陈　岚

陈利红　陈信生　林　茂　季　江

周　颖　赵慧霞　胡祥宇　姚丹霓

夏建新　党　林　徐宏慧　葛　兰

世界图书出版公司

西安　北京　上海　广州

图书在版编目（CIP）数据

银屑病生物制剂治疗实践 : 病例荟萃 / 张建中主编 . —西安：世界图书出版西安有限公司，2022.5（2022.9 重印）
ISBN 978-7-5192-9442-7

Ⅰ . ①银… Ⅱ . ①张… Ⅲ . ①银屑病—生物制品—药物疗法—病案 Ⅳ . ① R758.630.5

中国版本图书馆 CIP 数据核字（2022）第 078517 号

书　　名	**银屑病生物制剂治疗实践 病例荟萃**
	YINXIEBING SHENGWUZHIJI ZHILIAOSHIJIAN BINGLIHUICUI
主　　编	张建中
责任编辑	岳姝婷
装帧设计	新纪元文化传播
出版发行	**世界图书出版西安有限公司**
地　　址	西安市锦业路 1 号都市之门 C 座
邮　　编	710065
电　　话	029-87214941　029-87233647（市场营销部）
	029-87234767（总编室）
网　　址	http://www.wpcxa.com
邮　　箱	xast@wpcxa.com
经　　销	新华书店
印　　刷	西安金和印务有限公司
开　　本	787mm×1092mm　　1/16
印　　张	14.75
字　　数	200 千字
版次印次	2022 年 5 月第 1 版　2022 年 9 月第 2 次印刷
国际书号	ISBN 978-7-5192-9442-7
定　　价	118.00 元

医学投稿　xastyx@163.com　‖　029-87279745　029-87279675
☆如有印装错误，请寄回本公司更换☆

主 编
Editor

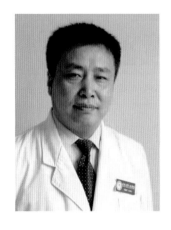

张建中，博士生导师，国家名医，北京大学人民医院皮肤科主任，中华医学会皮肤性病学分会第十三届主任委员，中国康复医学会皮肤性病学分会主任委员，亚洲皮肤科学会理事，世界华人医师协会皮肤科医师协会副会长，中华医学会皮肤性病学分会特应性皮炎（湿疹）研究中心首席专家，毛发学组组长。任《中华皮肤科杂志》《临床皮肤科杂志》等杂志副主编，*Journal of American Academy of Dermatology*，*Chinese Medical Journal*，*SkinMed* 等多种杂志编委。

对特应性皮炎、银屑病等免疫性皮肤病有深入研究，在国际上首次报告"特应性皮炎样移植物抗宿主病"，首次报告 RPL21 基因是先天性少发症的致病基因，提出了特应性皮炎诊断的"中国标准"，组织了我国多种皮肤病诊疗指南的制定，主编了我国第一部国家卫健委规划长学制教材《皮肤性病学》，牵头 90 多项国际与国内多中心新药临床试验，包括我国首创新药（first-in-class）本维莫德（获 2019 年国家重大医学成果）和司库奇尤单抗（可善挺）、阿达木单抗（秀美乐）等 10 多种生物制剂的临床试验，发表论文 500 余篇，主编和参编著作 70 多部。获国际皮肤科联盟（ILDS）杰出贡献奖，国家级与省部级奖多项。

编者名单
Contributors

主 编

张建中

编 者（按姓氏笔画排名）

于 渭 大连市皮肤病医院

王 娟 陆军军医大学西南医院

匡叶红 中南大学湘雅医院

刘 娜 上海市皮肤病医院

关 欣 北京大学第三医院

纪 超 福建医科大学附属第一医院

李 延 华中科技大学同济医学院附属协和医院

李上云 沈阳市第七人民医院

吴 昊 宁波市第六医院

余晓玲 南方医科大学皮肤病医院

张 娇 南方医科大学皮肤病医院

陈 岚 华中科技大学同济医学院附属同济医院

陈利红 上海交通大学医学院附属瑞金医院

陈信生 广东省中医院

林 茂 重庆市中医院

季 江 苏州大学附属第二医院

周 颖 大连市皮肤病医院

赵慧霞 长治医学院附属和济医院

胡祥宇 重庆市中医院

姚丹霓 广东省中医院

夏建新 吉林大学第二医院

党 林 深圳市龙岗中心医院（深圳市第九人民医院）

徐宏慧 中国医科大学附属第一医院

葛 兰 陆军军医大学西南医院

前 言
Foreword

2019 年在中国银屑病治疗史上是一个应当被记住的年份。在这年，共有 4 个生物制剂上市，包括司库奇尤单抗（Secukinumab）、依奇珠单抗（Ixekizumab）、乌司奴单抗（Ustekinumab）和古塞奇尤单抗（Guselkumab）。随着这 4 个药物的集中上市，中国市场上治疗银屑病的生物制剂达到近 10 种，银屑病治疗也正式迈进了生物制剂时代，这一年也被称为"银屑病白介素类生物制剂治疗元年"。

以上 4 种药物都属于白细胞介素类生物制剂。司库奇尤单抗是全人源白介素（IL）17A 抑制剂，依奇珠单抗是人源化 IL-17A 抑制剂，二者均可与 IL-17A 特异性结合，阻断 IL-17A 介导的银屑病发病过程；乌司奴单抗是全人源 IL-12/23 抑制剂，可与 IL-12 和 IL-23 的 P40 亚单位特异性结合，同时阻断 IL-12 和 IL-23 介导的银屑病发病过程；古塞奇尤单抗是全人源 IL-23 抑制剂，可与 IL-23 的 P19 亚单位特异性结合，阻断 IL-23 介导的银屑病发病过程。IL-17 和 IL-23 在银屑病的发病中发挥关键性调控作用，形成了"IL-23—IL-17 轴"，抑制 IL-17 或 IL-23 均可打断这一发病机制轴。这就是上述生物制剂治疗银屑病的机制。

这些生物制剂药物的上市，彻底改变了几百年来我国"外不治癣"的局面，大量严重银屑病患者被治愈，无论是寻常型银屑病，还是关节病型、脓疱型和红皮病型银屑病。由于这些药是生物大分子，是抗体，进入人体内后迅速与靶分子结合，无须进入细胞就能发挥作用，几乎没有明显不良反应，特别是没有严重不良反应；另外，这类药物的半衰期长，一次用药后在人体内留存时间长。由于以上特点，使这类药物有精准、快速、强力、持久、安全和便捷这 6 个优点。经过生物制剂治疗的银屑病患者的生活质量得到极大提高，几乎所有患者都重新获得了身体和心理的健康，以健康人的姿态重新回归社会，很多患者难以抑制喜悦的心情："30 年没有穿短袖，现在可以穿了！""我获得了新生！""我生活中的太阳出来了！"等等。

在这类药物发明之前，中重度银屑病，特别是严重银屑病的治疗主要使用免疫抑制剂、阿维 A、全身光疗（包括光化学治疗）等方法，这些治疗有一定疗效，但大部分很难使皮疹全部消退，以至于全球的皮肤科医生都认为能达到 75% 的消退就算疗效不错，因此 PASI 75（消退 75% 以上）成为长期以来重度银屑病治疗疗效判定的金标准。而且，这类药物的不良反应偏多、偏重，如可发生白细胞减少、血小板减少、消化道反应、肝肾功能受损等，有不少患者因此不能使用或在治疗中不得不停用。生物制剂类药物的应用，彻底改变了这种尴尬的境地，生物制剂治疗使绝大多数患者的皮损得到完全清除，因此我们对银屑病的治疗目标由 PASI 75 变为 PASI 90（消退 90% 以上）甚至 PASI 100（全部消退），而且在获得良好疗效的同时，不发生或极少发生不良反应。应当说，这就是我们一直以来所追求的"理想治疗"。

司库奇尤单抗是这些生物制剂的一个典型代表，它最先完成了中国大样本 3 期临床研究，结果表明我国银屑病患者对司库奇尤单抗的反应更好，疗效比国外的研究高 20% 左右，为全球最好。该药在国内也是最先上市，最先进入国家医保，最先达到 10 万级患者数。上市之后，我国广大皮肤科医生积极使用，认真体会，不少医生汇总了典型病例，记录了患者在治疗前、治疗中和治疗后的情况，获得了很多宝贵的经验。

本书共分 7 个部分，介绍了斑块状银屑病、特殊部位银屑病、关节型银屑病、红皮病型银屑病、脓疱型银屑病、特殊人群银屑病以及合并共病的银屑病患者应用司库奇尤单抗治疗的病例，其中不少是应用免疫抑制剂疗效差的病例。书中展示了治疗前后病例临床照片、PASI 评分变化和其他症状的改善情况，每一部分还设立了讨论节，对本节内容进行总结和归纳，是一本非常实用的病例集，可作为我国皮肤科医生应用生物制剂治疗银屑病的参考。本书作者都是来自临床一线的医生，他们能认真诊疗患者，积极收集病例，善于总结并能认真撰写，精神可嘉。由于各位作者的经验和写作风格不尽相同，虽然我们对本书内容进行了认真的审校，但仍有不足之处，望读者能提出宝贵意见和建议。

2022 年 1 月 8 日

目 录
Contents

第 7 部分　合并共病的银屑病的生物制剂治疗

第 1 部分

斑块状银屑病的生物制剂治疗

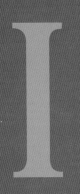

第1章 未经传统系统治疗的患者

 病例 1 未经传统系统治疗但强烈要求生物制剂治疗的银屑病 1 例

临床资料

基本情况 女性，21 岁。

主　诉 周身鳞屑性红疹、丘疹伴瘙痒 8 年。

现病史 8 年前，患者于头面部出现散在红疹及丘疹，上覆白色鳞屑，自觉瘙痒加重、皮疹渐增多，泛及周身，诊断为"寻常型银屑病，累及面部"。

既往史 有银屑病家族史。

既往治疗 曾接受局部保湿/润肤剂、中药及系统窄谱中波紫外线（NB-UVB）治疗，疗效不佳，病情无好转。

皮肤检查

· 患者皮损主要分布于面部。

· 患病体表面积（BSA）：22%。

· 银屑病皮损面积和严重程度指数（PASI）评分：19.8 分。

· 皮肤病生活质量指数（DLQI）评分：18 分。

实验室及影像学检查

· 血常规：未见异常。

· 尿常规：未见异常。

- 肝功能：未见异常。
- 肾功能：未见异常。
- T细胞斑点检测（T-SPOT）检测：（–）。
- 乙型肝炎病毒（HBV）检测：（–）。
- 丙型肝炎病毒（HCV）检测：（–）。
- 甲肝检测：（–）。
- 艾滋病病毒（HIV）检测：（–）。
- 梅毒检测（TP+RPR）：（–）。
- 抗核抗体（ANA）检测：（–）。
- 胸部X线片：无明显异常。
- 腹部彩超：无明显异常。

诊　断　重度寻常型银屑病，累及面部。

诊疗思维

　　患者皮损以面部为主，持续数年，严重影响其生活质量，需要一种能达到快速起效、不良反应小的治疗方法。患者最大的治疗需求是明显减少瘙痒感、快速修复皮肤、改善心理状态，以及正常参与社会活动或工作。

　　综合评估患者病情，筛查并排除生物制剂禁忌证，患者符合使用生物制剂的适用条件。同时，基于白细胞介素-17A（IL-17A）抑制剂——司库奇尤单抗——起效快、清除皮损疗效显著、安全性较高的优势，我们与患者充分沟通后，选择使用司库奇尤单抗300 mg进行治疗。

治　疗　给予患者司库奇尤单抗300 mg皮下注射，前5周（0，1，2，3，4周）每周1次，之后每月1次。密切观察其病情变化及不良反应。

治疗效果及随访

- 治疗8周患者的PASI评分下降至4分，达到PASI 75；12周PASI评分下降至2分，达到PASI 90，皮损几乎完全清除（图1.1）。
- 治疗8周患者的DLQI评分下降至3分，患者生活质量显著改善；12周下降至2分，患者生活质量几乎不受影响（图1.2）。
- 患者皮损变化情况见图1.3。
- 从首次用药开始，每2个月检查患者的血常规、肝肾功能、血脂八项、心功酶等常规项目，每3个月检查乙肝、结核等指标。患者各项指标均无异常变化。

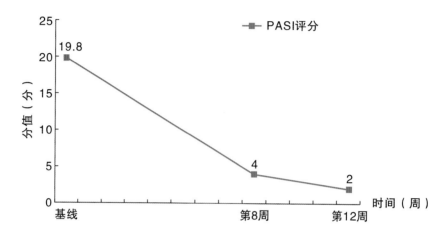

图 1.1 患者 PASI 变化曲线

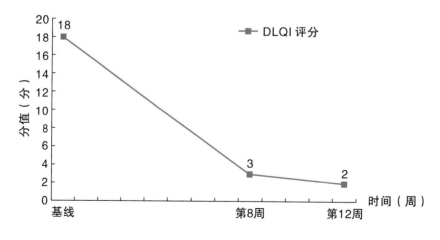

图 1.2 患者 DLQI 变化曲线

面部正面   面部侧面

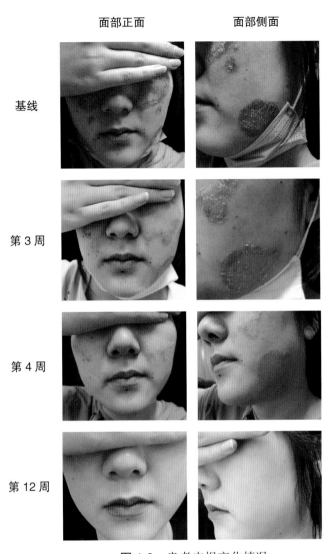

基线

第3周

第4周

第12周

图1.3 患者皮损变化情况

治疗体会

　　为满足更多银屑病患者积极治疗的需求，2020年国际银屑病协会提出，局部治疗失败或累及特殊部位的银屑病患者可使用生物制剂[1]。近年来，肿瘤坏死因子抑制剂、白介素抑制剂陆续在我国被批准用于治疗银屑病，提高了银屑病患者皮损清除的临床疗效，为更多患者带来更优选择。临床研究和真实世界数据[2-4]

显示，司库奇尤单抗可快速、持久清除皮损；另外，特殊部位皮损亦可得到有效改善，使患者逐步恢复正常生活。

本病例为年轻女性患者，主要累及面部等暴露部位，持续数年，严重影响其生活质量和社交，因此患者有强烈的治疗需求。本病例使用司库奇尤单抗300 mg治疗，12周后患者皮损几乎完全清除，面部皮损完全清除，患者身心压力消除，基本恢复正常生活，并且治疗过程患者未出现不良反应，安全性高。

参考文献

[1] Strober B, Ryan C, van de Kerkhof P, et al. Recategorization of psoriasis severity: Delphi consensus from the International Psoriasis Council[J]. J Am Acad Dermatol, 2020, 82(1):117–122.

[2] Cai L, Zhang JZ, Yao X, et al. Secukinumab demonstrates high efficacy and a favorable safety profile over 52 weeks in Chinese patients with moderate to severe plaque psoriasis[J]. Chin Med J (Engl), 2020, 133(22):2665–2673.

[3] Zhao Y, Cai L, Liu XY, et al. Efficacy and safety of secukinumab in Chinese patients with moderate-to-severe plaque psoriasis: a real-life cohort study[J]. Chin Med J (Engl), 2021, 134(11):1324–1328.

[4] Bagel J, Duffin KC, Moore A, et al. The effect of secukinumab on moderate-to-severe scalp psoriasis: Results of a 24-week, randomized, double-blind, placebo-controlled phase 3b study[J]. J Am Acad Dermatol, 2017, 77(4):667–674.

（大连市皮肤病医院　于　浈）

未经传统系统治疗的银屑病的生物制剂治疗

近年的研究显示，我国银屑病患病率约为 0.47%，国内银屑病患者数达 600 万以上，且银屑病患病率呈升高趋势[1]。对于国内新发的初治银屑病患者和先前未经传统系统治疗的银屑病患者，我们应对其治疗引起重视。

未经传统系统治疗的银屑病患者的常用治疗方法

《中国银屑病诊疗指南（2018 完整版）》中指出，银屑病治疗应遵循规范、安全、个体化的原则[2]，建议在评估银屑病患者活动指数和并发症后，根据银屑病类型及有无关节症状为患者选择药物。一般情况，推荐轻度银屑病患者使用外用药物（如糖皮质激素、维生素 D_3 衍生物、维 A 酸类、水杨酸等药物）；推荐中重度银屑病患者使用外用药物、系统治疗（如氨甲蝶呤、阿维 A、环孢素、糖皮质激素等药物）及光疗；推荐有关节症状的银屑病患者使用非甾体抗炎药（NSAID）、抗风湿病药物（DMARD）等药物治疗；上述药物无效时，均建议使用生物制剂治疗（图 1.4）。

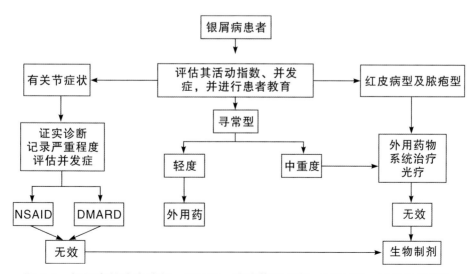

图 1.4　银尿病的诊疗路径。NSAID：非甾体抗炎药；DMARD：抗风湿病药物

近年来，随着新型生物制剂——白介素抑制剂的陆续上市，银屑病皮损清除效果已经获得显著的改善，并将银屑病治疗目标推向实现完全或几乎完全清除（即 PASI 90/100）的高度 [3, 4]。值得注意的是，为了让患者获得更好的治疗，目前多个国际权威组织机构鉴于生物制剂更好的皮损清除效果，提倡更为积极的治疗策略，即以包括司库奇尤单抗在内的生物制剂作为一线系统治疗药物 [5, 6]。

哪些未经传统系统治疗的银屑病患者应选择生物制剂治疗？

一般我们推荐未经治疗的银屑病患者使用外用药物治疗、系统治疗及光疗等治疗疗效不佳时，再改用生物制剂治疗。但对其中部分未经传统系统治疗的银屑病患者，根据各国指南 [2, 3, 5, 7, 8]，目前针对传统治疗不耐受或禁忌的中重度银屑病患者，以及身心或功能受银屑病严重影响的银屑病患者，推荐初始即使用生物制剂治疗（表 1.1）。2019 年国际银屑病委员会（IPC）重新定义了疾病严重程度分类，推荐局部治疗失败的患者应采用生物治疗在内的系统治疗，进而提升了生物治疗的地位 [9]。

表 1.1　各国银屑病治疗指南生物治疗的相关建议

指南	适用于生物治疗的相关建议
中国银屑病诊疗指南（2018 完整版）[2]	无法耐受标准系统性治疗、患有合并症无法使用标准系统性治疗、病情危及生命的中重度银屑病患者 [PASI 评分 ≥ 10 分或 BSA ≥ 10%（无法进行 PASI 评分时），同时 DLQI 评分 ≥ 10 分]，或特殊情况下严重影响身心健康的特殊部位（如外生殖器及肢端暴露部位）患者
2018 年德国寻常型银屑病治疗 S 3 指南 [5]	传统治疗效果不佳、禁忌或不耐受的中重度银屑病患者
2019 年法国成人中重度银屑病的系统治疗指南 [3]	标准系统性治疗失败、禁忌或不耐受的中重度银屑病患者
2019 年加拿大皮肤病学会（CDA）生物制剂治疗银屑病实践指南 [7]	传统系统治疗禁忌或光疗受限制的中重度银屑病患者
2020 年英国皮肤医师协会（BAD）生物制剂治疗银屑病指南 [8]	氨甲蝶呤、环孢素治疗失败、不耐受或禁忌，对患者生理、心理或社会功能造成很大影响（如 DLQI 评分 > 10 分，或临床相关抑郁症状），或局部皮损严重且伴有明显的功能障碍和 (或) 高度痛苦（如难治部位：指甲、面部、头皮、掌跖、屈侧和生殖器）或 BSA>10% 或 PASI 评分 ≥ 10 分的患者，可一线使用生物制剂治疗

未经传统系统治疗的银屑病患者如何选择生物制剂治疗？

国内批准上市的生物制剂已有肿瘤坏死因子 – α（TNF- α）抑制剂、白细胞介素 –12/23（IL–12/23）抑制剂及白细胞介素 –17A（IL–17A）抑制剂等多种类型，在确定对未经传统系统治疗的银屑病患者使用生物制剂后，须选择合适的生物制剂类型。

《中国银屑病生物治疗专家共识（2019 年）》[4] 建议将银屑病患者的病情和关节受累情况考虑在内，并根据患者个人情况进行综合考虑。对于斑块状银屑病，可选择司库奇尤单抗、乌司奴单抗或 TNF- α 抑制剂；对于关节病型银屑病则优先推荐 TNF- α 抑制剂，也可选用乌司奴单抗或司库奇尤单抗。同时，根据不同生物制剂的禁忌证及不良反应，基于安全性考虑，对于有罹患结核病、乙肝、心力衰竭的高风险因素或有既往病史者，推荐选择司库奇尤单抗和乌司奴单抗，而不是 TNF- α 抑制剂；对于易发生过敏的患者和结缔组织病高风险的患者，推荐选择人源性制剂（如乌司奴单抗、司库奇尤单抗和阿达木单抗）和非单抗制剂（如依那西普或其生物类似物）；对于既往有系统性真菌感染、炎症性肠病病史或家族史者，建议尽量不选用司库奇尤单抗。

在临床中选择药物时，还应综合考虑患者的治疗需求。2018 年北京大学医药管理国际研究中心所做的一项中国银屑病疾病负担和患者生存质量调研 [10] 结果显示，银屑病患者最大的治疗需求中，"快速修复皮肤"占比最高。因此，具有快速起效、强效清除作用的药物，被认为更适合中国患者。

中国银屑病患者中不同生物制剂治疗的研究数据，对我们临床上进行药物选择有一定提示作用。司库奇尤单抗在中重度斑块状银屑病患者中，12 周 PASI 75 应答率即可达 97.7%，PASI 90 应答率达 81%[11]；采用依那西普治疗后，12 周 PASI 75 应答率为 40.98%[12]；英夫利西单抗 [13]、阿达木单抗 [14] 及乌司奴单抗 [15] 治疗 12 周的 PASI 75 应答率则分别为 81%、77.8% 及 82.5%。因此，如患者希望获得更好的疗效，排除禁忌后可考虑使用司库奇尤单抗等皮损清除效果较好的生物制剂进行治疗。

综上，一般推荐银屑病初治患者使用外用药物、传统系统治疗及光疗治疗，疗效不佳时换用生物制剂。但针对传统治疗不耐受或禁忌的中重度银屑病患者，以及身心健康或功能受严重影响的患者，初始即可使用生物制剂治疗。针对这部分患者，需综合考虑患者病情、需求及个体情况，结合不同生物制剂适应证、禁忌证及不良反应，选择适合的生物制剂。病例 1 中，未经传统系统治疗的银屑病患者经司库奇尤单抗治疗后，获得较好疗效；我国临床试验数据也显示，司库奇尤单抗疗效较依那西普、英夫利西单抗及乌司奴单抗更佳，因此临床治疗过程中可优先考虑。

参考文献

[1] 张建中 . 银屑病的流行病学与危险因素 [J]. 实用医院临床杂志 ,2013,10(1):4–6.

[2] 中华医学会皮肤性病学分会银屑病专业委员会 . 中国银屑病诊疗指南 (2018 完整版)[J]. 中华皮肤科杂志 , 2019, 52(10):667–710.

[3] Amatore F, Villani AP, Tauber M, et al. French guidelines on the use of systemic treatments for moderate-to-severe psoriasis in adults[J]. J Eur Acad Dermatol Venereol, 2019, 33(3): 464–483.

[4] 中华医学会皮肤性病学分会 , 中国医师协会皮肤科医师分会 , 中国中西医结合学会皮肤性病专业委员会 . 中国银屑病生物治疗专家共识 (2019)[J]. 中华皮肤科杂志 , 2019, 52(12):863–871.

[5] Nast A, Amelunxen L, Augustin M, et al. S3 Guideline for the treatment of psoriasis vulgaris, update—Short version part 1—Systemic treatment[J]. J Dtsch Dermatol Ges, 2018, 16(5): 645–669.

[6] http://www.steptherapy.com/

[7] Poelman SM, Keeling CP, Metelitsa AI. Practical Guidelines for Managing Patients With Psoriasis on Biologics: An Update[J]. J Cutan Med Surg, 2019, 23(1_suppl): 3S–12S.

[8] Smith CH, Yiu ZZN, Bale T, et al. British Association of Dermatologists guidelines for biologic therapy for psoriasis 2020: a rapid update[J]. Br J Dermatol, 2020, 183(4): 628–637.

[9] Strober B, Ryan C, van de Kerkhof P, et al. Recategorization of psoriasis severity: Delphi consensus from the International Psoriasis Council[J]. J Am Acad Dermatol, 2020, 82(1): 117–122.

[10] 北京大学医药管理国际研究中心 . 中国银屑病疾病负担和患者生存质量调研报告 [R]. [2018–10–17].

[11] Cai L, Zhang JZ, Yao X, et al. Secukinumab demonstrates high efficacy and a favorable safety profile over 52 weeks in Chinese patients with moderate to severe plaque psoriasis[J]. Chin Med J (Engl), 2020, 133(22): 2665–2673.

[12] Xie F, Wang R, Zhao ZG, et al. Safety and efficacy of etanercept monotherapy for moderate-to-severe plaque psoriasis: A prospective 12–week follow-up study[J]. J Huazhong Univ Sci Technolog Med Sci, 2017 , 37(6):943–947.

[13] Yang HZ, Wang K, Jin HZ, et al. Infliximab monotherapy for Chinese patients with moderate to severe plaque psoriasis: a randomized, double-blind, placebo-controlled multicenter trial[J]. Chin Med J (Engl), 2012, 125(11):1845–1851.

[14] Cai L, Gu J, Zheng J, et al. Efficacy and safety of adalimumab in Chinese patients with moderate-to-severe plaque psoriasis: results from a phase 3, randomized, placebo-controlled, double-blind study[J]. J Eur Acad Dermatol Venereol, 2017, 31(1):89–95.

[15] Zhu X, Zheng M, Song M, et al. Efficacy and safety of ustekinumab in Chinese patients with moderate to severe plaque-type psoriasis: results from a phase 3 clinical trial (LOTUS)[J]. J Drugs Dermatol, 2013, 12(2):166–174.

第2章 | 经传统系统治疗的患者

病例 1 | 阿维 A 治疗控制不满意的银屑病 1 例

临床资料

基本情况 男性，64 岁，体重 73 kg。

主　诉 反复全身鳞屑性红斑伴瘙痒 20 余年。

现病史 躯干及四肢散在少量大小不等红斑、丘疹及斑块，上覆白色鳞屑。

既往史 反复全身鳞屑性红斑伴瘙痒 20 余年。

既往治疗 口服阿维 A 20 mg，每天 1 次，治疗 5 个月；另外还用了雷公藤多苷片、维生素 E 乳、水杨酸乳膏、卡泊三醇等。皮损清除不理想，反复发作。

皮肤检查

- 患者皮损主要分布于头皮、胸部、背部、下肢。
- 患病体表面积（BSA）：21%。
- 银屑病皮损面积和严重程度指数（PASI）评分：15.2 分。
- 皮肤病生活质量指数（DLQI）评分：8 分。

实验室及影像学检查

- 血常规：正常。
- 肝功能：正常。
- 肾功能：正常。
- T-SPOT 检测：（－）。

· 结核菌素试验（PPD 试验）：（–）。

· HBV 检测：乙型肝炎表面抗原（HBsAg）（–），乙型肝炎表面抗体（HBsAb）（+），乙型肝炎 e 抗原（HBeAg）（–），乙型肝炎 e 抗体（HBeAb）（+），乙型肝炎核心抗体（HBcAb）（–）。说明患者已对 HBV 感染有免疫力（感染后已恢复）。

· HCV 检测：（–）。

· HIV 检测：（–）。

· 胸部 X 线片：正常。

诊　断　重度斑块状银屑病。

诊疗思维

患者为老年男性，病情较重，传统治疗效果不佳，反复发作，迫切需要快速修复皮肤，控制疾病。筛查排除生物制剂治疗禁忌证，可选择能快速清除皮损的生物制剂，以满足患者需求。

司库奇尤单抗具备起效较快、皮损清除效果显著、安全性较高的优势，因此考虑选择司库奇尤单抗 300 mg 的治疗方案。

治　疗　给予患者司库奇尤单抗 300 mg 皮下注射，前 5 周（0，1，2，3，4 周）每周 1 次，之后每月 1 次。密切观察其病情变化及不良反应。

治疗效果及随访

· 治疗 28 d 后患者的 PASI 评分降至 7.6 分，治疗 93 d 后降至 2.1 分，达到 PASI 75（图 2.1）。

· 治疗 28 d 后患者的 DLQI 评分由 8 分降至 4 分，生活质量明显改善；治疗 93 d 后降至 1 分，生活质量几乎不受影响（图 2.2）。

· 患者皮损变化情况见图 2.3，治疗前后疗效对比见图 2.4。

· 首次用药开始，每 2 个月检查血常规、肝肾功能、血脂八项、心功酶等常规项目，每 3 个月检查乙肝、结核等指标。从治疗到目前，患者各项指标正常。

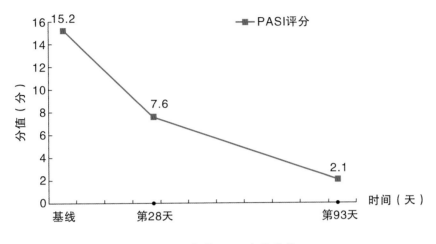

图 2.1　患者 PASI 变化曲线

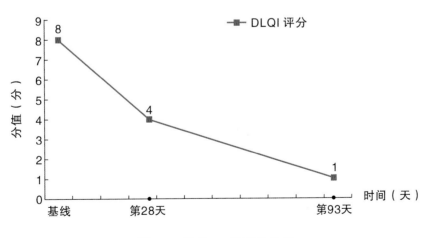

图 2.2　患者 DLQI 变化曲线

头皮	胸部	背部	下肢

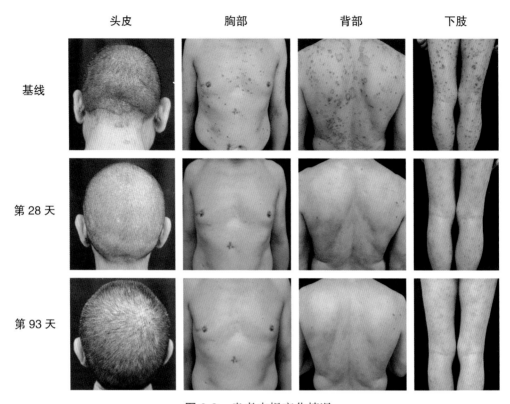

图 2.3　患者皮损变化情况

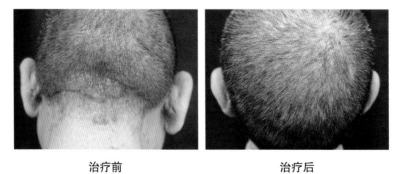

治疗前　　　　　　　　　　治疗后

图 2.4　治疗前后疗效对比

治疗体会

司库奇尤单抗的中国Ⅲ期临床试验结果显示，300 mg 治疗组 16 周 PASI 75/90 应答率为 97.7%、87%[1]。此外，司库奇尤单抗Ⅲb 期临床试验结果显示，采用 300 mg 剂量治疗头皮银屑病患者 12 周，52.9% 的患者获得头皮严重程度指数（PSSI）90 应答；治疗 24 周，58.8% 患者获得 PSSI 90 应答[2]。司库奇尤单抗（可善挺®）中文说明书提示，老年患者无须调整剂量。

本病例中，老年男性患者皮损累及全身多处，包括头皮等特殊部位，病情较重，反复发作，严重影响其社交、生活，既往使用传统系统药物疗效不佳，迫切需要改善皮损情况。综合考虑患者的治疗需求、经济条件，选择司库奇尤单抗 300 mg 进行治疗，结果显示，治疗 28 d 后 PASI 评分降至 7.6 分，治疗 93 d 后降至 2.1 分；DLQI 评分降至 1 分，生活质量几乎完全不受影响。患者满意度达到 10 分。

参考文献

[1] Cai L, Zhang JZ, Yao X, et al. Secukinumab demonstrates high efficacy and a favorable safety profile over 52 weeks in Chinese patients with moderate to severe plaque psoriasis[J]. Chin Med J (Engl), 2020, 133(22):2665–2673.

[2] Blauvelt A, Reich K, Tsai TF, et al. Secukinumab is superior to ustekinumab in clearing skin of subjects with moderate-to-severe plaque psoriasis up to 1 year: Results from the CLEAR study[J]. J Am Acad Dermatol, 2017, 76(1):60–69.e9.

（重庆市中医院　林　茂）

阿维 A 治疗控制不满意的银屑病 1 例

临床资料

基本情况　女性，52 岁，体重 65 kg。

主　诉　全身反复鳞屑红斑数月，加重 1 周。

现病史　无明显诱因于躯干、四肢出现散发的大片红斑丘疹斑块，皮疹上覆银白色鳞屑，自觉瘙痒明显。薄膜现象（＋）；点状出血（＋）。

既往史　全身红斑、丘疹、斑块、脱屑，伴瘙痒 6 年。

既往治疗　口服阿维 A 20 mg，每天 1 次，治疗 8 个月，疗效不佳。

皮肤检查

- 患者皮损主要分布于胸部、背部、上肢、下肢。
- 患病体表面积（BSA）：50%。
- 银屑病皮损面积和严重程度指数（PASI）评分：26.6 分。
- 皮肤病生活质量指数（DLQI）评分：5 分。

实验室及影像学检查

- 血常规：正常。
- 肝功能：正常。
- 肾功能：正常。
- T-SPOT 检测：（－）。
- PPD 检测：（－）。
- HBV 检测：HBsAg（－），HBsAb（－），HBeAg（－），HBeAb（－），HBcAb（－）。
- HCV 检测：（－）。
- HIV 检测：（－）。
- 胸部 X 线片：正常。

诊　断　重度斑块状银屑病。

诊疗思维

　　患者皮损面积大，近期加重，经传统系统治疗疗效不佳，排除生物制剂治疗禁忌证，选择能快速清除皮损的生物制剂，以适应患者延缓疾病进展的需求。

　　司库奇尤单抗具备起效较快、清除皮损的疗效较好、安全性较高的优势，可以快速修复受损皮肤，控制病情，因此考虑选择司库奇尤单抗 300 mg 的治疗方案。

治　疗　给予患者司库奇尤单抗 300 mg 皮下注射，前 5 周（0，1，2，3，4 周）每周 1 次，之后每月 1 次。密切观察其病情变化及不良反应。

治疗效果及随访

　　·治疗 4 周后患者的 PASI 评分降至 12.1 分，治疗 13 周后降至 1.6 分，达到 PASI 90（图 2.5）。

　　·治疗 4 周后患者的 DLQI 评分由 5 分降至 4 分，生活质量得到改善；治疗 13 周后降至 0 分，生活质量完全不受影响（图 2.6）。

　　·患者皮损变化情况见图 2.7，治疗前后疗效对比见图 2.8。

　　·首次用药开始，每 2 个月检查患者的血常规、肝肾功能、血脂八项、心功酶等常规项目，每 3 个月检查乙肝、结核等指标。从开始治疗到目前，患者各项指标均正常。

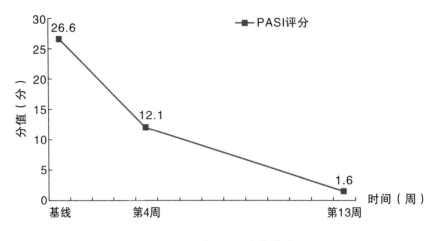

图 2.5　患者 PASI 变化曲线

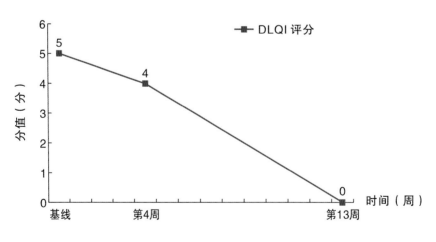

图 2.6　患者 DLQI 变化曲线

| | 背部 | 胸部 | 上肢 | 下肢 |

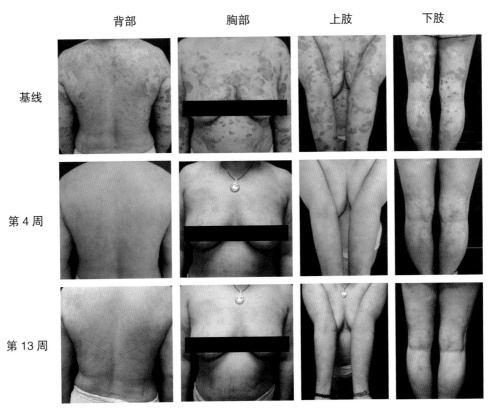

图 2.7　患者皮损变化情况

基线　第 4 周　第 13 周

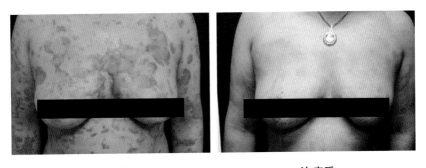

治疗前　　　　　　　　　治疗后

图 2.8　治疗前后疗效对比

治疗体会

《中国银屑病诊疗指南（2018 完整版）》提示，传统系统治疗疗效欠佳 / 不耐受，或病情出现加重的患者，可使用生物制剂进行治疗[1]。司库奇尤单抗中国Ⅲ期临床试验结果显示，300 mg 治疗组 16 周 PASI 75/90 应答率分别为 97.7%、87%[2]。

本病例中，该女性患者皮损累及全身，病情明显加重，迫切需要改善皮疹，延缓疾病进展。综合考虑患者的治疗需求、经济条件，选择司库奇尤单抗 300 mg 进行治疗，结果显示，治疗 4 周后患者的 PASI 评分降至 12.1 分，治疗 13 周后降至 1.6 分，皮损几乎完全清除；DLQI 评分降至 0 分，生活质量完全不受影响。患者满意度较高。

参考文献

[1] 中华医学会皮肤性病学分会银屑病专业委员会 . 中国银屑病诊疗指南 (2018 完整版)[J]. 中华皮肤科杂志 , 2019, 52(10):667–710.

[2] Cai L, Zhang JZ, Yao X, et al. Secukinumab demonstrates high efficacy and a favorable safety profile over 52 weeks in Chinese patients with moderate to severe plaque psoriasis[J]. Chin Med J (Engl), 2020, 133(22):2665–2673.

（重庆市中医院　林　茂）

病例3　阿维A治疗控制不满意的银屑病1例

临床资料

基本情况　男性，28岁，体重65 kg。

主　诉　全身红斑、鳞屑8年，加重1个月。

现病史　8年前出现皮肤红斑、鳞屑，诊断为银屑病。1个月前无明显诱因下皮疹加重。

既往史　否认结核、乙肝感染史；否认高血压史、糖尿病史。无吸烟史、饮酒史。

既往治疗　口服阿维A，2片/天，6个月，疗效不佳。

皮肤检查

- 患者皮损主要分布于头皮、面部、胸部、背部、下肢、指甲。
- 患病体表面积（BSA）：39%。
- 银屑病皮损面积和严重程度指数（PASI）评分：21.4分。
- 皮肤病生活质量指数（DLQI）评分：21分。

实验室及影像学检查

- 血常规：白细胞计数升高，中性粒细胞计数升高，中性粒细胞比例升高，其余未见明显异常。
- 肝功能：谷丙转氨酶升高，谷草转氨酶升高。
- 肾功能：正常。
- T-SPOT检测：（－）。
- HBV检测：HBsAg（－），HBsAb（＋），HBeAg（－），HBeAb（－），HBcAb（－）。属于疫苗免疫或感染后免疫。
- HCV检测：（－）。
- C反应蛋白：升高。
- 血沉：正常。

诊　断　重度斑块状银屑病。

诊疗思维

  本病例为经阿维 A 治疗疗效不佳的银屑病患者，银屑病病史长达 8 年，皮损面积大，生活质量差；累及指甲等特殊部位，治疗相对困难。

  IL-17A 生物制剂治疗安全性较高、起效较快、疗效较好，同时对既往使用系统治疗疗效不佳的患者也有效，治疗前筛查排除生物制剂禁忌证，选择司库奇尤单抗 300 mg 作为治疗方案。

治　疗　给予患者司库奇尤单抗 300 mg 皮下注射，前 5 周（0，1，2，3，4 周）每周 1 次，之后每月 1 次。密切观察其病情变化及不良反应。

治疗效果及随访

  · 治疗 24 d 患者的 PASI 评分 5.3 分，达到 PASI 75；治疗 153 d PASI 评分降至 3.3 分，皮损大部分清除（图 2.9）。

  · 治疗 153 d 患者的 DLQI 评分降至 4 分，生活质量明显改善。

  · 患者皮损变化情况见图 2.10，治疗前后疗效见图 2.11。

  · 从首次用药开始，每 2 个月检查血常规、肝肾功能、血脂八项、心功能等常规项目，每 3 个月检查乙肝、结核等指标。从治疗到目前，患者上述指标未见异常变化。

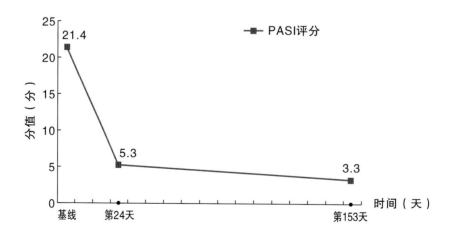

图 2.9　患者 PASI 变化曲线

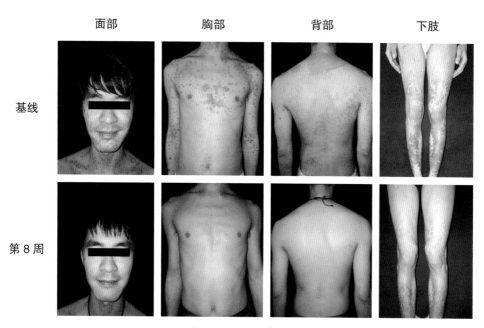

图 2.10 患者皮损变化情况

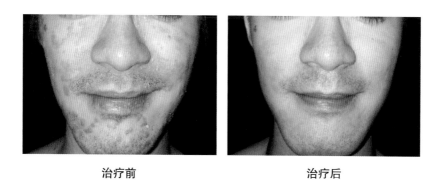

治疗前 治疗后

图 2.11 治疗前后疗效对比

治疗体会

本病例为阿维 A 治疗疗效不佳的银屑病患者，银屑病病史长达 8 年。现有的银屑病传统系统治疗主要包括氨甲蝶呤、环孢素、阿维 A 等多种免疫抑制剂，均存在一定局限性。以此患者使用的阿维 A 为例，以 50 mg/d 的剂量治疗 8 周后，PASI 75 应答率仅为 23%[1]。同时，治疗过程中需监测患者的血脂及肝酶[2]，长期使用还存在骨骼毒性、肝毒性，终止治疗后 2~3 年仍存在一定的致畸性[3]。由于传统系统治疗的疗效相对较差，不良反应相对多，2018 年《中国银屑病疾病负担和患者生存质量调研》报告[4] 显示，62% 的患者对目前的治疗方案不满意，67% 的患者曾在治疗过程中发生过不良反应。

因此，由于本病例经阿维 A 治疗疗效不佳，经与患者充分沟通，决定启动生物制剂治疗，帮助患者更好地清除皮损，并降低不良反应。治疗效果显示，司库奇尤单抗针对阿维 A 疗效不佳的患者，有显著效果。治疗 3 周后患者的皮损大部分清除，治疗 153 d，PASI 评分改善 84.5%；同时生活质量极大提高，DLQI 评分下降至 4 分。治疗中未见不良反应，安全性良好。

参考文献

[1] Gollnick H, Bauer R, Brindley C, et al. Acitretin versus etretinate in psoriasis. Clinical and pharmacokinetic results of a German multicenter study[J]. J Am Acad Dermatol, 1988, 19(3): 458–468.

[2] 中华医学会皮肤性病学分会银屑病专业委员会 . 中国银屑病诊疗指南 (2018 完整版)[J]. 中华皮肤科杂志 , 2019, 52(10):667–710.

[3] Balak DMW, Gerdes S, Parodi A, et al. Long-term safety of oral systemic therapies for psoriasis: A comprehensive review of the literature[J]. Dermatol Ther (Heidelb), 2020, 10(4):589–613.

[4] 北京大学医药管理国际研究中心 . 中国银屑病疾病负担和患者生存质量调研 [R]. [2018–10–17].

（南方医科大学皮肤病医院　张 娇）

病例 4 环孢素治疗控制不满意的银屑病 1 例

临床资料

基本情况 男性，39 岁，体重 71 kg。

主 诉 全身红色斑块鳞屑反复 16 年，加重 1 年。

现病史 16 年前无明显诱因头皮出现米粒至黄豆大小鳞屑性红斑、丘疹，诊断为"银屑病"，于当地医院使用药物后好转，其后皮损反复，累及头皮、面颈部、躯干、四肢。口服、外用药物治疗，可控制病情。近 1 年余皮损再次加重，口服、外用药物治疗控制不佳，皮疹无法自行消退。病程中无发热、关节疼痛及肌肉酸痛。

既往史 无结核、乙肝感染史；无高血压史、糖尿病史。

既往治疗 系统使用环孢素近 16 年，150 mg/d，疗效不佳。

皮肤检查

- 患者皮损主要分布于胸部、背部、上肢、下肢。
- 患病体表面积（BSA）：15%。
- 银屑病皮损面积和严重程度指数（PASI）评分：29.4 分。
- 皮肤病生活质量指数（DLQI）评分：17 分。

实验室及影像学检查

- 血常规：正常。
- 肝功能：正常。
- 肾功能：正常。
- T-SPOT 检测：（-）。
- HBV 检测：HBsAg（-），HBsAb（-），HBeAg（-），HBeAb（-），HBcAb（-）。
- HCV 检测：（-）。

诊 断 重度斑块状银屑病。

诊疗思维

　　既往使用过环孢素治疗，疗效不佳，需考虑更换治疗方案。患者希望减少药物不良反应，快速清除皮损，能正常参与社会活动或工作。更换治疗方案时，医生需将上述需求纳入考虑。

　　换用疗效更强且安全性更佳的药物，排除生物制剂禁忌证，拟选择司库奇尤单抗进行治疗。

治　疗　给予患者司库奇尤单抗 300 mg 皮下注射，前 5 周（0，1，2，3，4 周）每周 1 次，之后每月 1 次。密切观察其病情变化及不良反应。

治疗效果及随访

　　·治疗 1 周后患者的 PASI 评分为 6 分，达到 PASI 75；治疗 12 周后 PASI 评分降至 1.3 分，达到 PASI 90，皮损几乎完全清除（图 2.12）。

　　·治疗 1 周后患者的 DLQI 评分降至 5 分，治疗 12 周后 DLQI 评分降至 3 分，生活质量极大改善（图 2.13）。

　　·患者皮损变化情况见图 2.14，治疗前后疗效对比见图 2.15。

　　·从首次用药开始，每 2 个月检查血常规、肝肾功能、血脂八项、心功酶等常规项目，每 3 个月检查乙肝、结核等指标。从治疗到目前，患者各项指标正常。

治疗体会

　　本病例为环孢素治疗近 16 年，控制后停药又再度复发的银屑病患者。环孢素是常见的传统系统治疗药物，但皮损清除效果不足，并且存在较多安全性风险，常见肝肾损伤。研究显示，低剂量 [2.5 mg/（kg·d）] 的环孢素 PASI 75 应答率低至 28%，而使用环孢素超过 2 年的患者中，肌酐较基线升高 30% 的患者超过一半 [1]。本病例病程较长，既往药物治疗方式较少，反复选择环孢素治疗。近年来，生物制剂上市，尤其是白介素抑制剂，以更高的 PASI 应答率将银屑病治疗目标推至皮损完全或几乎完全清除，为患者带来新选择。本病例治疗效果显示，司库奇尤针对环孢素疗效不佳的患者，疗效极佳。治疗 12 周后，患者 PASI 评分改善超过 95%，皮损几乎完全清除；同时生活质量极大改善，DLQI 评分下降超过 80%。

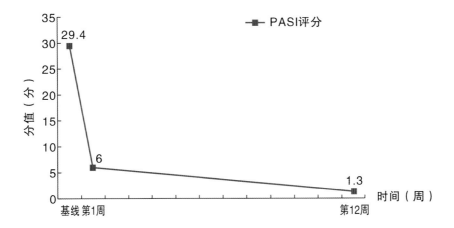

图 2.12　患者 PASI 变化曲线

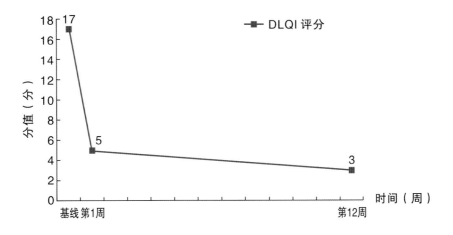

图 2.13　患者 DLQI 变化曲线

胸部　　　　　　背部　　　　　　上肢　　　　　　下肢

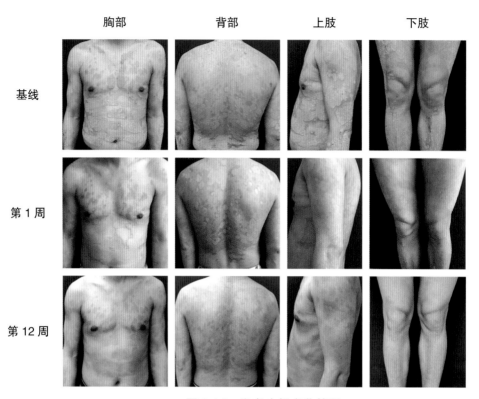

图 2.14　患者皮损变化情况

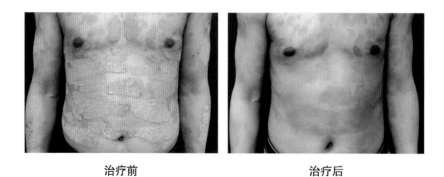

治疗前　　　　　　　　　　　　治疗后

图 2.15　治疗前后疗效对比

参考文献

[1] Maza A, Montaudié H, Sbidian E, et al. Oral cyclosporin in psoriasis: a systematic review on treatment modalities, risk of kidney toxicity and evidence for use in non-plaque psoriasis[J]. J Eur Acad Dermatol Venereol, 2011, 25 (Suppl 2):19–27.

（陆军军医大学西南医院　王 娟）

阿维 A 治疗控制不满意的银屑病 1 例

临床资料

基本情况 男性，31 岁，体重 65 kg。

主 诉 全身起红斑、鳞屑 16 年。

现病史 16 年前无明显诱因头皮、躯干、四肢起斑块状红斑、上覆厚厚的白色鳞屑伴瘙痒，就诊过多家医院，诊断为重度斑块状银屑病。曾在太原某皮肤病医院住院治疗，口服药、外用药、中药、免疫抑制剂等治疗效果均不佳，皮疹逐渐增多，影响患者的生活质量。

既往史 体健，无疫区接触史。无家族病史。

既往治疗 接受过阿维 A 胶囊、复方甘草酸苷胶囊、郁金银屑片、复方青黛丸、银屑灵颗粒、胸腺五肽、复方氨肽素片、钙剂、头孢曲松，维 A 酸软膏、卡泊三醇乳膏、卤米松乳膏、药浴等治疗，但治疗效果均不佳。

皮肤检查

·患者皮损主要分布于头皮、面部、颈部、躯干、四肢，可见大面积斑片状红斑、上覆厚厚的白色鳞屑，部分脱屑伴瘙痒。

·患病体表面积（BSA）：90%。

·银屑病皮损面积和严重程度指数（PASI）评分：54.25 分。

·皮肤病生活质量指数（DLQI）评分：25 分。

实验室及影像学检查

·血常规：白细胞计数偏高、淋巴细胞百分比偏低、中性粒细胞百分比偏高。

·尿常规：正常。

·肾功能：肌酐正常、尿素正常、尿酸偏高。

·肝功能：总蛋白正常、谷丙转氨酶正常、谷草转氨酶正常。

·结核检测：（－）。

· HBV 检测：HBsAg（−），HBsAb（−），HBeAg（−），HBeAb（−），HBcAb（−）。

· HCV 检测：（−）。

· HIV 检测：（−）。

· 胸部 CT：未见明显异常。

诊　断　重度斑块状银屑病。

诊疗思维

　　患者皮损反复发作16年，皮损的面积逐渐扩大，曾就诊多家医院接受传统药物治疗后疗效不佳，皮损面积大，已严重影响患者的生活和工作，甚至心理健康。结合患者的病史、临床表现及传统治疗效果不佳的情况，患者迫切需要新的治疗方法。随着医学的发展，近几年多中心研究报道生物制剂对银屑病治疗效果好。治疗前筛查排除结核感染、HBV 感染、HCV 感染等，本患者符合生物制剂治疗原则，故考虑使用生物制剂。

　　基于司库奇尤单抗可快速起效、显著清除皮损、控制病情的临床疗效，与患者进行充分沟通使用获益和可能的不良反应，取得患者知情同意后，选择司库奇尤单抗300 mg进行治疗。

治　疗　给予患者司库奇尤单抗300 mg皮下注射，前5周（0，1，2，3，4周）每周1次，之后每月1次。密切观察其病情变化及不良反应。

治疗效果及随访

· 治疗1周患者的PASI评分降至29.8分，2周降至15.1分，3周降至7.2分，达到PASI 75；4周降为4.2分，达到PASI 90，皮损几乎完全清除（图2.16）。

· 治疗1周患者的DLQI评分降为21分，2周降为15分，3周降为9分，4周降为4分，生活质量得到大幅改善（图2.17）。

· 患者皮损变化情况见图2.18。

· 首次用药开始，每1~3个月复查血常规、肝肾功能等常规项目。患者各项指标正常。

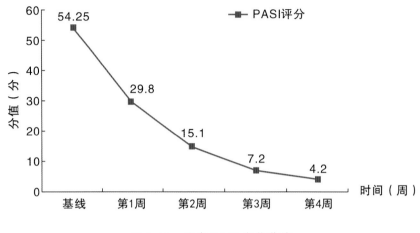

图 2.16　患者 PASI 变化曲线

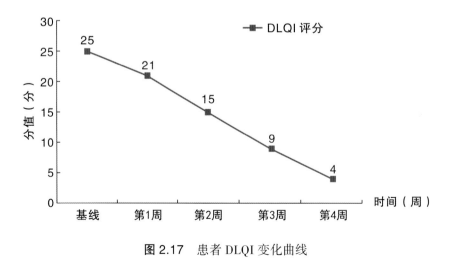

图 2.17　患者 DLQI 变化曲线

胸腹部 背部

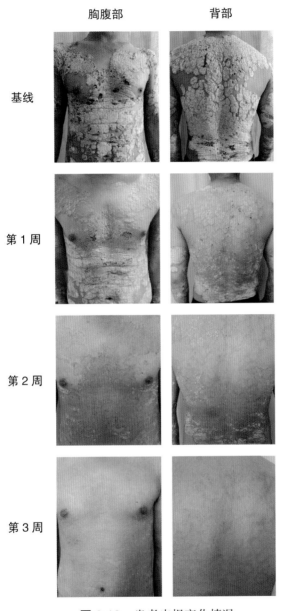

基线

第1周

第2周

第3周

图 2.18 患者皮损变化情况

治疗体会

本病例中，患者 31 岁，于青少年期发病，病程长，诊断为重度斑块状银屑病，曾住院治疗，使用口服药、外用药、中药、免疫抑制剂等均效果不佳，皮损逐渐增多，严重影响患者的生活质量。《中国银屑病生物治疗专家共识（2019）》

建议 [1]，中重度斑块状银屑病在传统治疗无效时，或者疾病对患者生活质量有重大影响时，可考虑生物制剂治疗。基于患者病情，并在治疗前筛查排除禁忌证后，患者选择司库奇尤单抗注射液。司库奇尤单抗 300 mg 开始治疗后，每周皮损的面积减小，红斑、鳞屑均得到不同程度的减轻，2~3 周出现明显好转，患者治疗信心不断提升，满意度极高。

参考文献

[1] 中华医学会皮肤性病学分会，中国医师协会皮肤科医师分会，中国中西医结合学会皮肤性病专业委员会 . 中国银屑病生物治疗专家共识（2019）[J]. 中华皮肤科杂志 , 2019, 52(12): 863–871.

（长治医学院附属和济医院　赵慧霞）

讨论 **经传统系统治疗的银屑病患者的生物治疗**

本章病例均为经传统系统治疗效果不佳而转为使用生物制剂治疗的银屑病患者，并获得较好疗效。在生物制剂上市前，中重度银屑病患者的一线治疗方案为包括氨甲蝶呤、环孢素、阿维A在内的多种免疫抑制剂。随着生物制剂在银屑病治疗方面的不断发展，传统系统治疗药物与生物制剂在银屑病治疗中的地位也在发生转变。经传统系统治疗的银屑病患者应何时启用生物治疗、如何选择合适的生物制剂，也越来越重要。

哪些经传统系统治疗的银屑病患者应选择生物制剂？

一项针对中国银屑病患者的调研报告显示，62% 的患者对目前的治疗方案不满意，近 70% 的患者曾在治疗过程中发生过不良反应[1]。这也正是银屑病传统系统治疗中最为棘手的两大问题——疗效不足、不良反应多。

传统系统治疗如氨甲蝶呤，治疗 16 周后，PASI 75 应答率仅为 45.2%，却有高达 28.3% 的患者出现各种不良反应[2]。环孢素治疗 12 周后，PASI 75 应答率稍高，达 51.5%，但仍有 15.2% 的患者出现严重不良反应[3]。用阿维A 50 mg/d 治疗 8 周后，PASI 75 应答率仅为 23%[4]；如以小剂量（20 mg/d）的阿维A进行起始治疗，逐渐加量至 70 mg/d，虽能使近 41% 的患者达到皮损基本清除，但同时有 36% 的患者因不良反应停止用药[5]。不难看出，传统系统治疗疗效不佳，PASI 75 应答率低于 TNF-α 抑制剂，更无法与可达 PASI 90 应答的白介素抑制剂相比较[6]。

此外，临床研究同样提示，目前使用的多种传统系统治疗均存在远期不良反应。长期使用阿维A可能产生骨骼毒性和肝毒性，还与高脂血症和终止治疗后 2~3 年仍存在的致畸性有关；长期使用环孢素与肾脏毒性、高血压、非黑色素瘤皮肤癌、神经系统不良反应和胃肠道不良反应有关；长期使用氨甲蝶呤则与肝毒性、胃肠道不良反应、血液学毒性、肾毒性及脱发有关；长期使用富马酸酯与胃肠道不良反应、面部潮红、淋巴细胞减少、蛋白尿和转氨酶升高有关。[7]

据此，《中国银屑病诊疗指南（2018 完整版）》及多个国外指南[8-11]均建议：传统疗法禁忌或不耐受的中重度银屑病患者（PASI 评分 ≥ 10 分或 BSA ≥ 10%，同时 DLQI 评分 ≥ 10 分），可使用生物制剂治疗[12]。同时由于生物制剂可达皮损完全清除或基本完全清除的效果，包括《中国银屑病生物治疗专家共识（2019）》在内的多项指南[10,13]已将 PASI 90/100 作为治疗目标。《2017 年意大利中重度斑块状银屑病的系统治疗指南》[8]和《2019 年法国成人中重度银屑病的系统治疗指南》[9]还特别指出，治疗后需进行疗效评估（意大利指南建议治疗 3 个月后评估），未达预期治疗目标时需要换药。

因此，经传统系统治疗 3 个月后评估患者疗效，如果尚未达到 PASI 90，可以考虑及时换用 PASI 应答率更高的生物制剂进行治疗，以满足患者对皮损清除的需求。

经传统系统治疗的银屑病患者应如何选择生物制剂？

国内批准上市的生物制剂已有 TNF-α 抑制剂（依那西普、英夫利西单抗、阿达木单抗），IL-12/23 抑制剂（乌司奴单抗）、IL-23 抑制剂（古塞奇尤单抗）及 IL-17A 抑制剂（司库奇尤单抗、依奇珠单抗）等。与前文提到的未经传统系统治疗的银屑病患者类似，当决定使用生物制剂时，还需选适合患者的生物制剂。

经传统系统治疗的银屑病患者选择生物制剂时，首先需要考虑的是能够达到患者期望的疗效。针对 6 项临床试验的事后分析显示，无论是否经传统系统治疗，司库奇尤单抗在中重度斑块状银屑病患者中，治疗 12 周后均疗效显著。同时，分析提示，司库奇尤单抗在多种结局指标上，疗效高于乌司奴单抗或依那西普[14]。一项长达 104 周的真实世界研究则显示，司库奇尤单抗治疗经治患者时，16 周即有 83.8% 的患者达 PASI 75，70.0% 的患者达 PASI 90，46.3% 的患者达 PASI 100，即皮损完全清除；治疗 52 周后，PASI 75/90 应答率分别上升至 92%、86%；治疗 104 周后仍有 95.2% 的患者达 PASI 75，88.1% 的患者达 PASI 90，42.9% 的患者达 PASI 100[15]。同时，一项开放标签的Ⅲb 期临床研究显示，经富马酸酯、氨甲蝶呤治疗疗效不佳或药物不耐受的中重度银屑病患者，转为依奇珠单抗治疗 36 周后，分别有 94.7%、87.1% 的患者达到 PASI 评分 ≤ 3 分，52.6%、41.9% 的患者皮损完全清除，提示经传统系统治疗的银屑病患者，转为使用依奇珠单抗仍有显著疗效[16]。

其次，需要关注生物制剂的安全性。2017 年意大利的指南指出 [8]，生物制剂的整体安全性优于传统系统治疗药物。一项纳入已上市生物制剂的 meta 分析结果显示，生物制剂严重不良反应风险与安慰剂相似，说明生物制剂整体安全性良好 [17]。另外，对于传统系统治疗药物常见的肝、肾损伤，生物制剂的相关报道少见，通过分析 2001—2018 年生物制剂所致药物性肝损害的报道发现，5 种 TNF-α 抑制剂均存在潜在肝毒性，TNF-α 抑制剂比其他药物更容易引起药物性肝损伤 [18]。由于白介素类抑制剂更精准靶向银屑病发病机制中的关键炎症通路，而非广泛抑制机体免疫应答，因此，理论上白介素类抑制剂比传统治疗和 TNF-α 抑制剂更加有效、安全 [19]。一项涵盖 24 项随机对照临床试验的系统综述和 meta 分析 [19] 显示，白介素类抑制剂用于治疗银屑病总体上安全，耐受性良好。同时，我们仍需注意药物相关的念珠菌感染等问题 [19]。

综上，患者如已接受过传统系统治疗，应密切关注患者治疗反应，治疗 3 个月尚未达到 PASI 90 或治疗期间患者对疗效不满、要求更积极的治疗方式时，可考虑换用有效的生物制剂。

参考文献

[1] 北京大学医药管理国际研究中心. 中国银屑病疾病负担和患者生存质量调研 [R].[2018–10–17].

[2] West J, Ogston S, Foerster J. Safety and efficacy of methotrexate in psoriasis: a meta-analysis of published trials[J]. PLoS One, 2016, 11(5):e0153740.

[3] Yoon HS, Youn JI. A comparison of two cyclosporine dosage regimens for the treatment of severe psoriasis[J]. J Dermatolog Treat, 2007, 18(5):286–290.

[4] Gollnick H, Bauer R, Brindley C, et al. Acitretin versus etretinate in psoriasis. Clinical and pharmacokinetic results of a German multicenter study[J]. J Am Acad Dermatol, 1988, 19(3): 458–468.

[5] Van Zander J, Orlow SJ. Efficacy and safety of oral retinoids in psoriasis[J]. Expert Opin Drug Saf, 2005, 4(1):129–138.

[6] Sbidian E, Chaimani A, Garcia-Doval I, et al. Systemic pharmacological treatments for chronic plaque psoriasis: a network meta-analysis[J]. Cochrane Database Syst Rev, 2017, 12(12):CD011535.

[7] Balak DMW, Gerdes S, Parodi A, et al. Long-term safety of oral systemic therapies for psoriasis: a comprehensive review of the literature[J]. Dermatol Ther (Heidelb), 2020, 10(4):589–613.

[8] Gisondi P, Altomare G, Ayala F, et al. Italian guidelines on the systemic treatments of moderate-to-

severe plaque psoriasis[J]. J Eur Acad Dermatol Venereol, 2017, 31(5):774–790.

[9] Amatore F, Villani AP, Tauber M, et al. French guidelines on the use of systemic treatments for moderate-to-severe psoriasis in adults[J]. J Eur Acad Dermatol Venereol, 2019, 33(3):464–483.

[10] Poelman SM, Keeling CP, Metelitsa AI. Practical guidelines for managing patients with psoriasis on biologics: an update[J]. J Cutan Med Surg, 2019, 23(1_suppl):3S–12S.

[11] Smith CH, Yiu ZZN, Bale T, et al. British Association of Dermatologists guidelines for biologic therapy for psoriasis 2020: a rapid update[J]. Br J Dermatol, 2020, 183(4):628–637.

[12] 中华医学会皮肤性病学分会银屑病专业委员会. 中国银屑病诊疗指南 (2018 完整版)[J]. 中华皮肤科杂志 , 2019, 52(10):667–710.

[13] 中华医学会皮肤性病学分会 , 中国医师协会皮肤科医师分会 , 中国中西医结合学会皮肤性病专业委员会. 中国银屑病生物治疗专家共识 (2019)[J]. 中华皮肤科杂志 , 2019, 52(12):863–871.

[14]Hampton P, Halliday A, Aassi M, et al. Twelve-week secukinumab treatment is consistently efficacious for moderate-to-severe psoriasis regardless of prior biologic and non-biologic systemic treatment: Post hoc analysis of six randomised trials[J]. J Eur Acad Dermatol Venereol, 2021, 35(4):928–937.

[15] Rompoti N, Katsimbri P, Kokkalis G, et al. Real world data from the use of secukinumab in the treatment of moderate-to-severe psoriasis, including scalp and palmoplantar psoriasis: A 104–week clinical study[J]. Dermatol Ther, 2019, 32(5):e13006.

[16] Leutz A, Pinter A, Thaçi D, et al. Efficacy and safety of ixekizumab after switching from fumaric acid esters or methotrexate in patients with moderate-to-severe plaque psoriasis naive to systemic treatment[J]. Br J Dermatol, 2021, 184(3):548–550.

[17] Sbidian E, Chaimani A, Afach S, et al. Systemic pharmacological treatments for chronic plaque psoriasis: a network meta-analysis[J]. Cochrane Database Syst Rev, 2020, 1(1): CD011535.

[18] Shah P, Sundaram V, Björnsson E. Biologic and checkpoint inhibitor-induced liver injury: a systematic literature review[J]. Hepatol Commun, 2020, 4(2): 172–184.

[19] Bilal J, Berlinberg A, Bhattacharjee S, et al. A systematic review and meta-analysis of the efficacy and safety of the interleukin (IL)–12/23 and IL–17 inhibitors ustekinumab, secukinumab, ixekizumab, brodalumab, guselkumab and tildrakizumab for the treatment of moderate to severe plaque psoriasis[J]. J Dermatolog Treat, 2018, 29(6):569–578.

第3章

经一种以上生物制剂治疗的患者

 病例 1 经多种 TNF-α 抑制剂治疗控制不满意的银屑病 1 例

临床资料

基本情况 男性，35 岁，体重 65 kg。

主 诉 全身红色斑块鳞屑反复发作 5 年。

现病史 5 年前无明显诱因双手指甲出现变黄、稍肥厚，头皮出现米粒至黄豆大小鳞屑性红斑、丘疹，诊断为"银屑病"。于华西医院使用药物治疗后好转，其后皮损反复，累及头皮、躯干、四肢，出现关节疼痛。近 2 个月皮损再次加重，右肩关节痛，口服、外用药物及物理治疗控制不佳，皮疹无法自行消退，病程中有发热、关节疼痛及肌肉酸痛。

既往史 无结核、乙肝感染史；无高血压史、糖尿病史。

既往治疗 既往使用阿达木单抗 80 mg 治疗 4 个月、依那西普 25 mg 治疗 4 个月、英夫利西单抗 5 mg/kg 治疗 2 个月，可控制病情，但近期加重。

皮肤检查

- 患者皮损主要分布于头皮、胸部、背部、下肢。
- 患病体表面积（BSA）：5%。
- 银屑病皮损面积和严重程度指数（PASI）评分：15.3 分。
- 皮肤病生活质量指数（DLQI）评分：20 分。

实验室及影像学检查

　　·血常规：正常。

　　·肝功能：正常。

　　·肾功能：正常。

　　·T-SPOT 检测：（－）。

　　·HBV 检测：HBsAg（－），HBsAb（－），HBeAg（－），HBeAb（－），HBcAb（－）。

　　·HCV 检测：（－）。

诊　断　斑块状银屑病。

诊疗思维

　　患者既往有多种肿瘤坏死因子抑制剂治疗史，疗效均不佳，考虑换用不同机制的白介素抑制剂进行治疗。患者伴有关节疼痛，需选用针对皮损及关节均有效的治疗方式。

　　司库奇尤单抗可改善既往使用 TNF-α 抑制剂疗效不佳患者的疗效；司库奇尤单抗在国外已获批用于关节病型银屑病治疗，提示其有助于患者关节症状的改善，故选择司库奇尤单抗作为治疗方案。

治　疗　给予患者司库奇尤单抗 300 mg 皮下注射，前 5 周（0，1，2，3，4 周）每周 1 次，之后每月 1 次。密切观察其病情变化及不良反应。

治疗效果及随访

　　·治疗 7 d 患者的 PASI 评分降为 10.1 分，治疗 136 d PASI 评分降至 0.7 分，达到 PASI 90，皮损几乎完全清除（图 3.1）。

　　·治疗 7 d 患者的 DLQI 评分为 20 分，治疗 136 d DLQI 评分降至 2 分，生活质量几乎不受影响（图 3.2）。

　　·患者皮损变化情况见图 3.3，治疗前后疗效对比见图 3.4。

　　·从首次用药开始，每 2 个月检查血常规、肝肾功能、血脂八项、心功酶等常规项目，每 3 个月检查乙肝、结核等指标。从治疗到目前，患者各项指标正常。

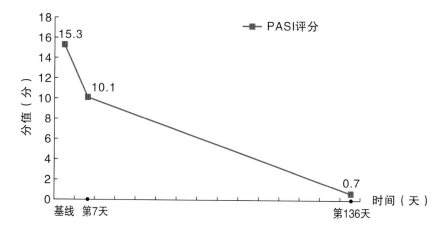

图 3.1　患者 PASI 变化曲线

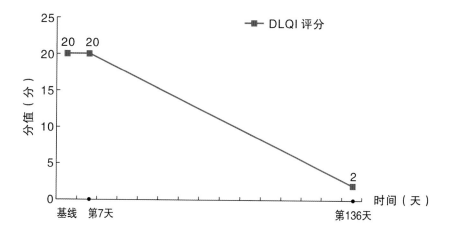

图 3.2　患者 DLQI 变化曲线

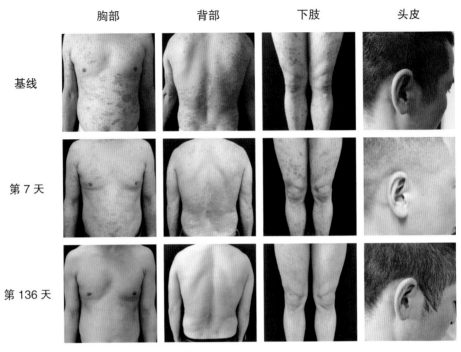

| 胸部 | 背部 | 下肢 | 头皮 |

基线

第 7 天

第 136 天

图 3.3　患者皮损变化情况

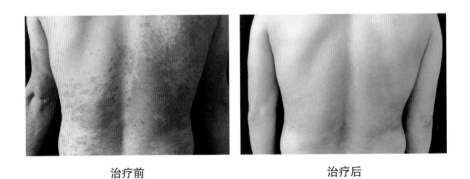

治疗前　　　　　　　　　治疗后

图 3.4　治疗前后疗效对比

治疗体会

　　本病例为阿达木单抗、依那西普、英夫利西单抗治疗均疗效不佳的银屑病患者，同时有头皮、指甲受累及多处关节疼痛。患者换用多种 TNF-α 抑制剂仍疗效不佳，可能是因为生物制剂继发性失效，更换不同治疗靶点的生物制剂是改善疗效的方法之一[1]，如白介素类抑制剂。大型网络 meta 分析显示，IL–17 抑制剂是能达到 PASI 90 的治疗药物[2]；并且真实世界数据显示，司库奇尤单抗可改善既往使用 TNF-α 抑制剂疗效不佳患者的疗效[3]。关节炎症是银屑病的常见共病之一，IL–17A 在银屑病引起的关节病变的发病机制中发挥重要的作用[4]。FUTURE 5 研究[5]显示，司库奇尤单抗 300 mg 治疗关节病型银屑病 222 例，16 周疾病活动程度评分（ACR）20、50、70 应答率分别为 62.6%、39.6%、20.3%，24 周影像学进展评分降低，显著低于安慰剂组。FUTURE 2 研究[6]显示，司库奇尤单抗 300 mg 治疗关节病型银屑病患者，16 周 38.5% 的患者达到低疾病活动度和缓解（基于 PASDAS 评分），其中大部分患者可维持低病活动度或缓解至 104 周。

本病例治疗效果显示，司库奇尤单抗针对 TNF-α 抑制剂疗效不佳的患者，疗效极佳。治疗 136 d 后，患者皮损几乎完全清除，PASI 评分仅为 0.7；同时患者生活质量大幅改善，DLQI 评分下降 90%。

参考文献

[1] 中华医学会皮肤性病学分会，中国医师协会皮肤科医师分会，中国中西医结合学会皮肤性病专业委员会.中国银屑病生物治疗专家共识（2019）[J].中华皮肤科杂志, 2019, 52(12):863–871.

[2] Sbidian E, Chaimani A, Garcia-Doval I, et al. Systemic pharmacological treatments for chronic plaque psoriasis: a network meta-analysis[J]. Cochrane Database Syst Rev, 2021, 4(4):CD011535.

[3] Ger TY, Huang YH, Hui RC, et al. Effectiveness and safety of secukinumab for psoriasis in real-world practice: analysis of subgroups stratified by prior biologic failure or reimbursement[J]. Ther Adv Chronic Dis, 2019, 10:2040622319843756.

[4] Veale DJ, Fearon U. The pathogenesis of psoriatic arthritis[J]. Lancet, 2018, 391(10136):2273–2284.

[5] Mease P, van der Heijde D, Landewé R, et al. Secukinumab improves active psoriatic arthritis symptoms and inhibits radiographic progression: primary results from the randomised, double-blind, phase III FUTURE 5 study[J]. Ann Rheum Dis, 2018, 77(6):890–897.

[6] Coates LC, Gladman DD, Nash P, et al. Secukinumab provides sustained PASDAS-defined remission in psoriatic arthritis and improves health-related quality of life in patients achieving remission: 2–year results from the phase III FUTURE 2 study[J]. Arthritis Res Ther, 2018, 20(1):272.

（陆军军医大学西南医院　葛　兰）

经依奇珠单抗治疗的银屑病 1 例

临床资料

基本情况　男性，54 岁，体重 75 kg。

主　诉　下肢红斑鳞屑 4 余年，加重蔓延全身 4 周。

现病史　4 年前，出现下肢红斑鳞屑，诊断为银屑病。4 周前罹患牙周炎后皮疹加重累及全身。希望快速改善皮损、减轻瘙痒、缓解疼痛或烧灼感，同时能够正常参与社会活动或工作，缩短治疗时间。

既往史　潜伏性结核感染史 10 年，目前口服异烟肼治疗中。否认乙肝感染史；否认高血压史、糖尿病史。无吸烟史、饮酒史。

既往治疗　口服中药 4 个月，疗效不佳。2019 年 11 月曾用依奇珠单抗治疗。外用倍他米松软膏、卡泊三醇软膏等治疗。

皮肤检查

- 患者皮损主要分布于面部、胸部、背部、四肢、手。
- 患病体表面积（BSA）：26%。
- 银屑病皮损面积和严重程度指数（PASI）评分：21.4 分。
- 皮肤病生活质量指数（DLQI）评分：23 分。

实验室及影像学检查

- 血常规：正常。
- 肝功能：正常。
- 肾功能：正常。
- T-SPOT 检测：（＋）。
- HBV 检测：HBsAg（－），HBsAb（＋），HBeAg（－），HBeAb（＋），HBcAb（＋）。属于乙肝恢复期。
- HCV 检测：（－）。

· C 反应蛋白：正常。

· 血沉：正常。

· 胸部 CT：双肺散在少量斑点灶影、小结节影及条索影，考虑为增殖灶、钙化灶及纤维灶可能大，建议定期复查；双肺底可见少量条索条片影，为少许慢性炎症。

诊 断　重度斑块状银屑病。

诊疗思维

　　患者皮损面积大，生活质量差，治疗方案需尽量满足患者对快速清除皮损和改善生活质量的需求。同时，患者存在潜伏性结核感染，选择治疗方案时需评估其对结核感染的影响，预防结核再激活。

　　患者既往使用依奇珠单抗，需选用中断依奇珠单抗治疗后仍有疗效的治疗方法。基于司库奇尤单抗结核再激活风险低，故选择司库奇尤单抗 300 mg 作为治疗方案。

治 疗　给予患者司库奇尤单抗 300 mg 皮下注射，前 5 周（0，1，2，3，4 周）每周 1 次，之后每月 1 次。进行异烟肼治疗，0.3 mg/d。密切观察其病情变化及不良反应。

治疗效果及随访

· 治疗 2 周后起效迅速，患者的 PASI 评分下降至 6.4 分；治疗 12 周后 PASI 评分降至 2.9 分，达到 PASI 75（图 3.5）。

· 治疗 2 周后患者的 DLQI 评分下降至 14 分；治疗 12 周后 DLQI 评分降至 5 分，显著改善患者生活质量（图 3.6）。

· 患者皮损变化情况见图 3.7。

· 从首次用药开始，每 2 个月检查血常规、肝肾功能、血脂八项、心功酶等常规项目，每 3 个月检查乙肝、结核等指标。患者各项指标无异常变化。

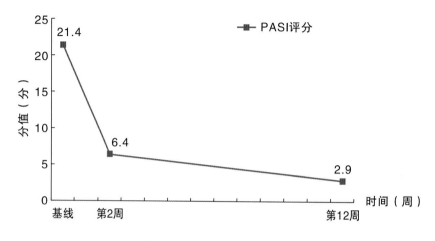

图 3.5　患者 PASI 变化曲线

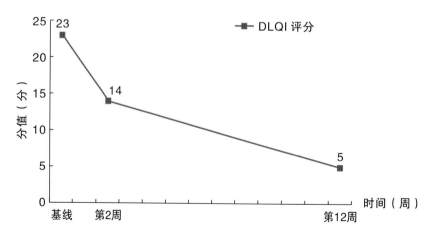

图 3.6　患者 DLQI 变化曲线

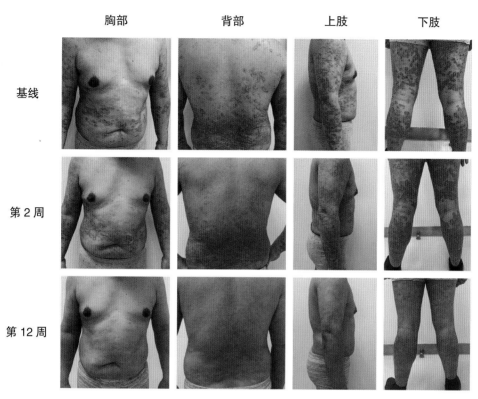

图 3.7　患者皮损变化情况

治疗体会

　　本病例为合并潜伏性结核感染的银屑病患者，潜伏性结核病史长达 10 年，目前口服异烟肼治疗中。我国结核感染高发[1]，《中国银屑病诊疗指南指出（2018 年完整版）》，对于计划使用免疫抑制剂的银屑病患者需进行结核筛查；指南同时指出，英夫利西单抗、阿达木单抗等均可能导致结核感染的严重不良反应[2]。因此，针对合并潜伏性结核感染的银屑病患者，《中国银屑病生物治疗专家共识（2019）》[3] 建议，结合预防性抗结核治疗以降低结核再激活风险。治疗过程中，还需定期随访 X 线 / 胸部 CT 及 PPD/T-SPOT 等指标；如使用 TNF-α 抑制剂，需增加随访频次。

　　本病例选择不增加结核感染风险的司库奇尤单抗[4] 进行治疗。结果显示，司库奇尤单抗针对合并潜伏性结核感染并进行预防性治疗的银屑病患者，起效快、疗效显著。治疗仅 2 周，患者 PASI 评分改善 70%，生活质量 DLQI 评分改善

39%；治疗 12 周后，PASI 评分改善 86.4%，生活质量 DLQI 评分改善 78.3%。此外，该患者既往使用依奇珠单抗进行治疗。真实世界研究发现，第 12 周时，司库奇尤单抗治疗组比依奇珠单抗治疗组的 PASI 75、90 和 100 应答率更高[5]。因此，在中断依奇珠单抗治疗的患者中，可考虑使用司库奇尤单抗。此病例提示，接受依奇珠单抗治疗的患者，转换为司库奇尤单抗后仍有极佳疗效。

参考文献

[1] 国家卫生健康委员会 . 2020 中国卫生健康统计年鉴 [M] . 北京 : 中国协和医科大学出版社，2020.

[2] 中华医学会皮肤性病学分会银屑病专业委员会 . 中国银屑病诊疗指南 (2018 完整版)[J]. 中华皮肤科杂志，2019, 52(10):667–710.

[3] 中华医学会皮肤性病学分会，中国医师协会皮肤科医师分会，中国中西医结合学会皮肤性病专业委员会 . 中国银屑病生物治疗专家共识（2019）[J]. 中华皮肤科杂志，2019, 52(12):863–871.

[4] Elewski BE, Baddley JW, Deodhar AA, et al. Association of secukinumab treatment with tuberculosis reactivation in patients with psoriasis, psoriatic arthritis, or ankylosing spondylitis[J]. JAMA Dermatol, 2021, 157(1):43–51.

[5] Caldarola G, Mariani M, Pirro F, et al. Comparison of short- and long-term effectiveness of ixekizumab and secukinumab in real-world practice[J]. Expert Opin Biol Ther, 2021, 21(2): 279–286.

（华中科技大学同济医学院附属协和医院　李　延）

第 2 部分

特殊部位银屑病的生物
制剂治疗

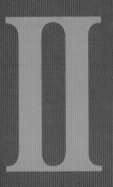

第4章 头皮银屑病

病例1 头皮银屑病1例

临床资料

基本情况 女性，40岁，体重60 kg。

主　诉 头颈和四肢红斑鳞屑19年。

现病史 患者自述19年前无明显诱因头皮和小腿出现红斑鳞屑，曾3次于长春某医院诊治，诊断为银屑病。接受中药汤剂口服、自配药膏外用及光疗治疗，最初效果尚可，停药反复，需要外用药维持。

既往史 无肝炎、结核病史。无高血压、糖尿病病史。

既往治疗 口服中药治疗20个月，疗效不佳；光疗半年，效果不好。

皮肤检查

- 患者皮损主要分布于头皮、颈部、上肢、下肢。
- 患病体表面积（BSA）：9%。
- 银屑病皮损面积和严重程度指数（PASI）评分：43.8分。
- 皮肤病生活质量指数（DLQI）评分：17分。

实验室及影像学检查

- 血常规：正常。
- 肝功能：正常。
- 肾功能：正常。

· T-SPOT 检测：（ – ）。

· HBV 检测：HBsAg（ – ），HBsAb（ – ），HBeAg（ – ），HBeAb（ – ），HBcAb（ – ）。

· HCV 检测：（ – ）。

· HIV 检查：（ – ）。

· 胸部 CT：右肺下叶陈旧性病变；脂肪肝。

诊　断　重度斑块状银屑病。

诊疗思维

　　基于患者病情，与患者充分沟通并在治疗前筛查排除禁忌证后，医生选择快速清除皮损、对头皮特殊部位疗效好的生物制剂，以适应患者治疗需求。

　　司库奇尤单抗具备起效较快、清除皮损快、治疗头皮特殊部位疗效较好、安全性较高、性价比高的优势。考虑到患者体重 60 kg，除中药以外，既往未使用过环孢素和氨甲蝶呤，因此选择 150 mg 的治疗方案。

治　疗　给予患者司库奇尤单抗 150 mg 皮下注射，前 5 周（0，1，2，3，4 周）每周 1 次，之后每月 1 次。密切观察其病情变化及不良反应。

治疗效果及随访

· 治疗 20 d 后患者的 PASI 评分降至 25 分，治疗 84 d 后降至 0 分，达到 PASI 100（图 4.1）。

· 治疗 20 d 后患者的 DLQI 评分由 17 分降至 5 分，生活质量明显改善；治疗 84 d 后降至 0 分，生活质量完全不受影响（图 4.2）。

· 患者皮损变化情况见图 4.3，治疗前后疗效对比见图 4.4。

· 首次用药开始，每 3 个月检查血常规、肝肾功能、血脂、乙肝等，每 6 个月检查肺 CT。从治疗到目前，患者各项指标正常。

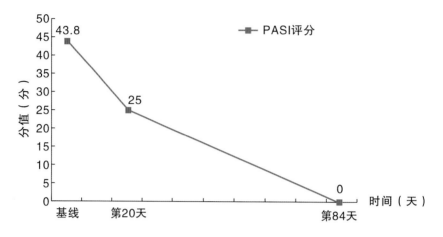

图 4.1　患者皮损变化情况

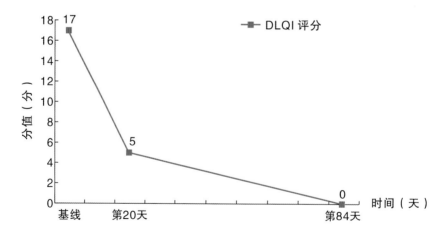

图 4.2　患者 DLQI 变化曲线

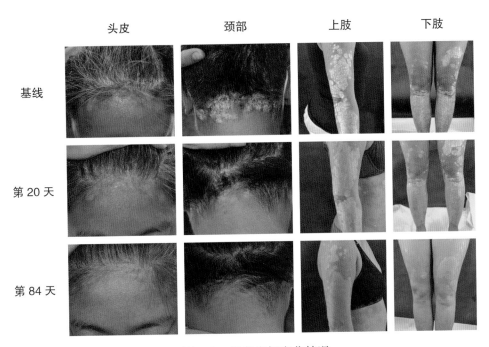

图 4.3 患者皮损变化情况

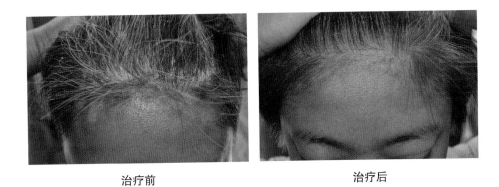

图 4.4 治疗前后疗效对比

治疗体会

本病例中，中年女性患者皮损累及全身多处，包括头颈特殊部位，病程长达 19 年，严重影响其社交、工作及生活，迫切需要改善其皮疹情况，以回归正常生活、工作。司库奇尤单抗Ⅲb期临床试验结果显示，300 mg 治疗头皮银屑病 12 周，52.9% 的患者获得头皮严重程度指数（PSSI）90 应答；治疗 24 周，58.8% 的患者获得 PSSI 90 应答[1]。此外，司库奇尤单抗汇总分析结果显示，150 mg 治疗 52 周，头颈部 PASI 90/100 应答率分别为 61.4%、53.1%，300 mg 治疗组头颈部 PASI 90/100 应答率为 76.0%、68.7%。150 mg 治疗组疗效虽然不及 300 mg 治疗组，但仍处于较高水平[2]。

综合考虑患者的经济条件和治疗目标，本病例选择司库奇尤单抗 150 mg 进行治疗，结果显示，治疗 20 d 后患者的 PASI 评分降至 25 分，治疗 84 d 后降至 0 分，达到 PASI 100，且生活质量完全恢复，患者十分满意。2019 年 11 月至 2020 年 3 月新冠疫情期间有 2 次是间隔 2 个月注射 150 mg，之后每月 150 mg，患者仅下肢有一处皮损复发，其余身体各处皮损完全清除。

参考文献

[1] Bagel J, Duffin KC, Moore A, et al. The effect of secukinumab on moderate-to-severe scalp psoriasis: results of a 24–week, randomized, double-blind, placebo-controlled phase 3b study[J]. J Am Acad Dermatol, 2017, 77(4):667–674.

[2] Kircik L, Fowler J, Weiss J, et al. Efficacy of secukinumab for moderate-to-severe head and neck psoriasis over 52 weeks: pooled analysis of four phase 3 studies[J]. Dermatol Ther (Heidelb), 2016, 6(4):627–638.

（吉林大学第二医院　夏建新）

病例 2 头皮银屑病 1 例

临床资料

基本情况 男性，30 岁，体重 80 kg。

主　诉 头皮红斑鳞屑 3 年，加重至躯干、四肢 1 年余。

现病史 3 年前无明显诱因，头皮出现红斑鳞屑，1 年前在香港接受皮下注射治疗和外用药膏治疗（具体药物不详），后皮损加重，蔓延至躯干、四肢。2016 年口服维生素 E，外用糠酸莫米松后皮损消退，停药后复发，口服中药和外用中药（具体不详）后皮损可改善。

既往史 否认结核、乙肝感染史；否认高血压史、糖尿病史。

既往治疗 口服阿维 A、维生素 E、中药；皮下注射治疗；外用激素药膏及中药药膏。

皮肤检查

- 患者皮损主要分布于面部、背部、下肢。
- 患病体表面积（BSA）：5%。
- 银屑病皮损面积和严重程度指数（PASI）评分：8 分。

实验室及影像学检查

- 血常规：正常。
- 肝功能：正常。
- 肾功能：正常。
- T-SPOT 检测：（－）。
- HBV 检测：HBsAg（－），HBsAb（±），HBeAg（－），HBeAb（－），HBcAb（－）。说明患者已对 HBV 感染具有免疫力（接种过乙肝疫苗或感染后已恢复）。
  - HCV 检测：（－）。
  - 血沉：升高。

诊　断　中度斑块状银屑病。

诊疗思维

　　尽管患者仅为中度银屑病，但皮损累及头皮，特殊部位银屑病治疗相对困难；既往使用局部外用药、口服中药、传统系统药物均疗效不佳，皮疹反复，同时头面部等暴露部位受累极易影响社交活动及生活质量。考虑为患者使用能够快速、强效、全面清除皮损的生物制剂进行积极治疗。

　　临床研究结果显示，司库奇尤单抗治疗头皮、掌跖、指甲等特殊部位受累的银屑病患者有较高的皮损清除效果，经治疗前筛查排除生物制剂禁忌证后，选择司库奇尤单抗作为治疗方案。

治　疗　给予患者司库奇尤单抗 300 mg 皮下注射，前 5 周（0，1，2，3，4 周）每周 1 次，之后每月 1 次。密切观察其病情变化及不良反应。

治疗效果及随访

· 治疗 7 d，患者的 PASI 评分降至 3 分，治疗 122 d PASI 评分降至 1.5 分，达到 PASI 75（图 4.5）。

· 患者皮损变化情况见图 4.6。

· 从首次用药开始，每 2 个月检查血常规、肝肾功能、血脂八项、心功酶等常规项目，每 3 个月检查乙肝、结核等指标。从治疗到目前，患者各项指标正常。

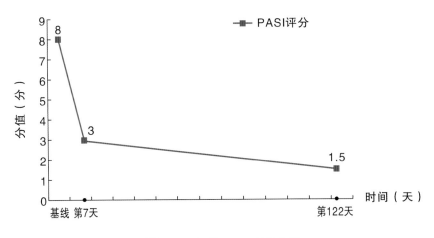

图 4.5　患者 PASI 变化曲线

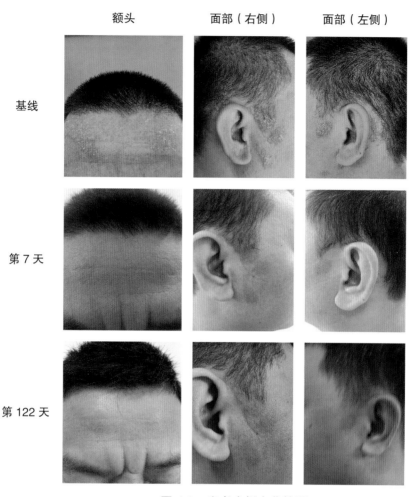

图 4.6 患者皮损变化情况

治疗体会

本病例为头皮受累的银屑病患者，银屑病病史 3 年，既往口服阿维 A、中药，外用激素药膏、中药等治疗，疗效均不佳。因皮损处于可见部位，头皮受累的患者可能面临更大的社交压力。此外，头皮部位皮损还存在局部疗法影响美观，紫外线难以渗透头皮等治疗难点。2019 年，国际银屑病委员会（IPC）[1] 提出"二分法"，考虑到特殊部位受累对患者生活的影响及治疗难度，推荐特殊部位受累患者选择包括生物制剂在内的系统治疗。德国 S3 指南 [2] 推荐司库奇尤单抗作为中重度银屑病的一线系统治疗药物。研究证实，司库奇尤单抗可显著改善头皮银

57

屑病，治疗 2 周 PSSI 90 应答率可达 37%，4 周时为 55%[3]。本病例经司库奇尤单抗 300 mg 治疗疗效显著，治疗 7 d，患者皮损及生活质量即有极大改善，PASI 评分降至 3 分；治疗 122 d 后，患者 PASI 评分降至 1.5 分，皮损大部分清除。

参考文献

[1] Strober B, Ryan C, van de Kerkhof P, et al. Recategorization of psoriasis severity: delphi consensus from the International Psoriasis Council[J]. J Am Acad Dermatol, 2020, 82(1):117–122.

[2] Nast A, Amelunxen L, Augustin M, et al. S3 Guideline for the treatment of psoriasis vulgaris, update-Short version part 1—Systemic treatment[J]. J Dtsch Dermatol Ges, 2018, 16(5):645–669.

[3] Bagel J, Duffin KC, Moore A, et al. The effect of secukinumab on moderate-to-severe scalp psoriasis: Results of a 24–week, randomized, double-blind, placebo-controlled phase 3b study[J]. J Am Acad Dermatol, 2017, 77(4):667–674.

（广东省中医院　姚丹霓）

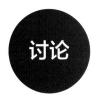 讨论 **头皮银屑病的生物制剂治疗**

在银屑病患者中，头皮银屑病的发病率约为 45%~56%[1, 2]。亚洲银屑病患者的头皮银屑病患病率高于其他地区人群[3]。在中国汉族银屑病患者中，头皮是常见的发病部位，并且是最常见的初发部位，占 52.8%[4]。头皮银屑病的典型临床表现为红斑、银白色片状鳞屑，受累皮肤极其干燥，经常导致表面开裂和出血，以及皮损处鳞屑紧缩而成的"束状发"[1, 5]。皮损可跨越发际线影响面部皮肤，主要涉及耳后、颈部，甚至累及整个头皮。在严重慢性病例中，可观察到脱发[6]。

头皮受累会显著影响银屑病患者的生活质量并加重其疾病负担。一方面，头皮银屑病可影响患者的自尊及社交和生活方式，导致其生活质量明显下降。57% 的头皮银屑病患者会出现由瘙痒和鳞屑引起的心理问题[7]，与病损未累及头皮的银屑病患者相比，头皮银屑病患者瘙痒更严重，出现旷工、工作效率降低等工作障碍的比例更高[3]。头皮皮损常带来疼痛或灼热感，而头皮部位难以隐藏的病变暴露在外会使患者产生羞耻感，造成心理负担，对患者社交和心理健康有很大影响[1, 6]。另一方面，与病损未累及头皮的银屑病患者相比，头皮银屑病患者更易患克罗恩病。且头皮银屑病患者患甲、掌跖银屑病的比例更高[3]。银屑病关节炎与头皮银屑病显著相关，头皮受累会使银屑病关节炎风险增加 3.89 倍[8]。此外，头皮银屑病患者的年龄分布呈明显的年轻化趋势[3]。

头皮是银屑病的常见发病部位，有效治疗头皮银屑病对提高银屑病患者的生活质量至关重要[6]。而临床实践中，高密度的毛囊和毛囊皮脂腺使局部治疗和光疗的应用更加复杂[2, 9]，毛发的遮挡会限制局部治疗和光疗在头皮的可及性，降低局部治疗的有效性，导致患者的满意度和依从性差[6, 10]。

以往多种用于头皮银屑病的局部治疗疗效有限，并导致频繁复发，患者表现出明显的不良反应。维生素 D_3 类似物的显著不良反应包括刺激和灼烧感等局部皮肤反应，角质溶解剂会引起局部刺激（灼热感、脱皮）、头痛和暂时性毛发脱落等系统症状。煤焦油虽然可以止痒，但是气味刺鼻、易染色，且存在潜在致癌风险[11,12]。

局部皮质类固醇广泛用于头皮银屑病，但皮肤不良反应是最常见的，常发生在过于频繁或长期使用皮质类固醇及其敏感区域，如面部，还会导致头皮萎缩。因此，尽管皮质类固醇具有一定疗效，但仅限于短期治疗头皮银屑病[13-15]。除持久疗效和使用方便性外，累及头皮的银屑病患者通常希望达到快速起效和皮损清除的目的。然而，头皮银屑病的传统治疗尚无法满足这些需求[13]。

大多数指南推荐，当局部药物治疗失败时使用传统系统药物作为治疗方法，并建议密切监测不良事件。氨甲蝶呤、环孢素、富马酸酯和阿维A是治疗银屑病的常用药物，但尚无已发表的专门评估这些药物治疗头皮银屑病的随机对照试验结果[16]。口服酮康唑治疗头皮银屑病因其不良反应而提前停用，伊曲康唑在治疗头皮银屑病时可降低钙泊三醇的局部皮肤刺激作用[16]。但口服抗真菌剂在头皮银屑病的应用仍存在争议，大多数指南并不推荐使用，因其存在肝毒性，应谨慎使用[16]。

与局部治疗和传统系统药物相比，生物制剂可能带来更快和更强效的皮损清除效果，治疗难治部位银屑病更有效[1]。目前，可用于治疗头皮银屑病的生物制剂主要有TNF-α抑制剂、IL-12/23抑制剂、IL-23抑制剂和IL-17A抑制剂。TNF-α抑制剂是治疗银屑病的第一代生物制剂，可明显改善头皮皮损[17]。依那西普治疗头皮银屑病患者第12周，PSSI 75的应答率为86%，而第24周时其PSSI 75应答率并未提高[18]。一项多国家多中心前瞻性研究[19]表明，随访阿达木单抗治疗头皮银屑病患者12个月，大部分患者可达到头皮皮损完全清除。阿达木单抗可有效改善患者头皮皮损，但5.5%的患者可发生严重不良事件[20]。此外，头皮银屑病相关的脱发问题是患者重点关心的问题[13]。而TNF-α抑制剂可引起银屑病性脱发和（或）斑秃，同时可能伴随皮损持续恶化[21]。

IL-12/23抑制剂和IL-23抑制剂在治疗头皮银屑病方面可发挥有效作用。临床研究[22]显示，乌司奴单抗改善头皮皮损的疗效优于TNF-α抑制剂。治疗第4周，乌司奴单抗组的PSSI 75应答率为30%，高于阿达木单抗组、依那西普组。临床试验表明，第24周，古塞奇尤单抗组的头皮特异性调查员整体评估（IGA）为0的应答率为69.9%，显著优于阿达木单抗组[23]。但IL-12/23抑制剂和IL-23抑制剂的长期维持疗效不佳[24]。

头皮银屑病的免疫机制与寻常型银屑病类似，IL-17A明显升高，靶向抑制IL-17A的生物制剂可发挥显著作用。与健康皮肤相比，头皮银屑病皮损的IL-17A表达显著升高[25, 26]。另外，IL-17A 在瘙痒性银屑病皮肤中过表达，而通过司库奇尤单抗和依奇珠单抗抑制 IL-17A 可改善瘙痒，这表明 IL-17A 可能参与诱导银屑病瘙痒[27]。IL-17A 抑制剂可快速清除头皮皮损，强效持久，安全性良好。一项随机、安慰剂对照的临床试验[28]表明，依奇珠单抗治疗第 1 周即可明显改善头皮皮损，治疗 20 周时，大部分患者的头皮皮损达到完全清除。司库奇尤单抗治疗头皮银屑病表现为快速起效，持久应答，安全性良好，兼具显著止痒的疗效。Ⅲ期临床研究[29, 30]显示，使用司库奇尤单抗，早在第 3 周即可达到 PSSI 90 应答。第 12 周，PSSI 90、PSSI 100 应答率分别为 52.9%、35.3%；应答持续增强，第 24 周 PSSI 90、PSSI 100 应答率为 58.8%、47.1%，IGA 头皮评分 0/1 达 62.7%。24 周治疗期间，未出现新的安全性问题，司库奇尤单抗耐受性良好。司库奇尤单抗可显著改善患者生活质量，第 1 周便可显著改善头皮鳞屑，疼痛和瘙痒明显改善出现在第 2 周。在临床实践中，司库奇尤单抗治疗的大部分患者可快速且完全清除头皮皮损[31, 32]。真实世界数据[33]显示，使用司库奇尤单抗第 1 个月内可显著改善头皮银屑病，第 4 周时头皮 PGA 由基线平均值 1.8 降低至 0.8，第 16 周仍有显著改善，持续降至平均值 0.4；第 104 周，头皮皮损完全清除。16 周时不良事件发生率为 7.2%，均为轻中度，无须停药。

目前，尽管局部治疗仍广泛应用于治疗头皮银屑病，但越来越多的临床研究和应用证据证明了生物制剂治疗头皮银屑病的巨大优势，因此，利用生物制剂治疗头皮银屑病将成为必然趋势。基于临床实践数据，靶向 IL-17A 的生物制剂可能成为更有希望和值得信赖的治疗头皮银屑病的优选。

参考文献

[1] Dopytalska K, Sobolewski P, Błaszczak A, et al. Psoriasis in special localizations[J]. Reumatologia, 2018, 56(6): 392-398.

[2] Egeberg A, See K, Garrelts A, et al. Epidemiology of psoriasis in hard-to-treat body locations: data from the Danish skin cohort[J]. BMC Dermatol, 2020, 20(1): 3.

[3] Callis Duffin K, Mason MA, Gordon K, et al. Characterization of patients with psoriasis in challenging-to-treat body areas in the corrona psoriasis registry[J]. Dermatology, 2021, 237(1): 46-55.

[4] Chen K, Wang G, Jin H, et al. Clinic characteristics of psoriasis in China: a nationwide survey in over 12000 patients[J]. Oncotarget, 2017, 8(28): 46381-46389.

[5] 中华医学会皮肤性病学分会银屑病专业委员会 . 中国银屑病诊疗指南（2018 完整版）［J］. 中华皮肤科杂志 , 2019, 52（10）: 667-710.

[6] Alsenaid A, Ezmerli M, Srour J, et al. Biologics and small molecules in patients with scalp psoriasis: a systematic review[J]. J Dermatolog Treat, 2022, 33(1):473-482.

[7] Sánchez-Regaña M, Aldunce Soto MJ, Belinchón Romero I, et al. Evidence-based guidelines of the spanish psoriasis group on the use of biologic therapy in patients with psoriasis in difficult-to-treat sites (nails, scalp, palms, and soles)[J]. Actas Dermosifiliogr, 2014, 105(10): 923-934.

[8] Busse K, Liao W. Which psoriasis patients develop psoriatic arthritis?[J]. Psoriasis Forum, 2010, 16(4):17-25.

[9] GáspárK, Jenei A, Khasawneh A, et al. Comparison of immune and barrier characteristics in scalp and skin psoriasis[J]. Acta Derm Venereol, 2020, 100(14): adv00203.

[10] Merola JF, Qureshi A, Husni ME. Underdiagnosed and undertreated psoriasis: Nuances of treating psoriasis affecting the scalp, face, intertriginous areas, genitals, hands, feet, and nails[J]. Dermatol Ther, 2018, 31(3): e12589.

[11] Kivelevitch D, Frieder J, Watson I, et al. Pharmacotherapeutic approaches for treating psoriasis in difficult-to-treat areas[J]. Expert Opin Pharmacother, 2018, 19(6): 561-575.

[12] Handa S. Newer trends in the management of psoriasis at difficult to treat locations: scalp, palmoplantar disease and nails[J]. Indian J Dermatol Venereol Leprol, 2010, 76(6): 634-644.

[13] Wozel G. Psoriasis treatment in difficult locations: scalp, nails, and intertriginous areas[J]. Clin Dermatol, 2008, 26(5): 448-459.

[14] Papp K, Berth-Jones J, Kragballe K, et al. Scalp psoriasis: a review of current topical treatment options[J]. J Eur Acad Dermatol Venereol, 2007, 21(9): 1151-1160.

[15] Kragballe K. Management of difficult to treat locations of psoriasis. Scalp, face, flexures, palm/soles and nails[J]. Curr Probl Dermatol, 2009, 38: 160-171.

[16] Wang TS, Tsai TF. Managing scalp psoriasis: an evidence-based review[J]. Am J Clin Dermatol, 2017, 18(1):17-43.

[17] Moore A, Gordon KB, Kang S, et al. A randomized, open-label trial of continuous versus interrupted etanercept therapy in the treatment of psoriasis[J]. J Am Acad Dermatol, 2007, 56(4): 598-603.

[18] Bagel J, Lynde C, Tyring S, et al. Moderate to severe plaque psoriasis with scalp involvement: a randomized, double-blind, placebo-controlled study of etanercept[J]. J Am Acad Dermatol, 2012, 67(1): 86-92.

[19] Khobzey K, Liskova I, Szegedi A, et al. Effectiveness of adalimumab in the treatment of scalp and nail affection in patients with moderate to severe plaque psoriasis in routine clinical practice[J]. Acta Dermatovenerol Alp Pannonica Adriat, 2017, 26(1): 11-14.

[20] Thaçi D, Unnebrink K, Sundaram M, et al. Adalimumab for the treatment of moderate to severe psoriasis: subanalysis of effects on scalp and nails in the BELIEVE study[J]. J Eur Acad Dermatol Venereol, 2015, 29(2): 353-360.

[21] Osório F, Magro F, Lisboa C, et al. Anti-TNF-alpha induced psoriasiform eruptions with severe scalp involvement and alopecia: report of five cases and review of the literature[J]. Dermatology, 2012, 225(2): 163–167.

[22] Fotiadou C, Lazaridou E, Sotiriou E, et al. Scalp psoriasis and biologic agents: a retrospective, comparative study from a tertiary psoriasis referral centre[J]. J Eur Acad Dermatol Venereol, 2016, 30(12): 2091–2096.

[23] Foley P, Gordon K, Griffiths CEM, et al. Efficacy of guselkumab compared with adalimumab and placebo for psoriasis in specific body regions: a secondary analysis of 2 randomized clinical trials[J]. JAMA Dermatol, 2018, 154(6): 676–683.

[24] Papp KA, Blauvelt A, Bukhalo M, et al. Risankizumab versus ustekinumab for moderate-to-severe plaque psoriasis[J]. N Engl J Med, 2017, 376(16): 1551–1560.

[25] Bissonnette R, Fuentes-Duculan J, Mashiko S, et al. Palmoplantar pustular psoriasis (PPPP) is characterized by activation of the IL–17A pathway[J]. J Dermatol Sci, 2017, 85(1): 20–26.

[26] Ahn R, Yan D, Chang HW, et al. RNA-seq and flow-cytometry of conventional, scalp, and palmoplantar psoriasis reveal shared and distinct molecular pathways[J]. Sci Rep, 2018, 8(1): 11368.

[27] Elewski B, Alexis AF, Lebwohl M, et al. Itch: an under-recognized problem in psoriasis[J]. J Eur Acad Dermatol Venereol, 2019, 33(8): 1465–1476.

[28] Langley RG, Rich P, Menter A, et al. Improvement of scalp and nail lesions with ixekizumab in a phase 2 trial in patients with chronic plaque psoriasis[J]. J Eur Acad Dermatol Venereol, 2015, 29(9): 1763–1770.

[29] Kivelevitch D, Amin S, Menter A. Clinical utility of secukinumab in moderate-to-severe scalp psoriasis: evidence to date[J]. Clin Cosmet Investig Dermatol, 2019, 12: 249–253.

[30] Bagel J, Duffin KC, Moore A, et al. The effect of secukinumab on moderate-to-severe scalp psoriasis: results of a 24–week, randomized, double-blind, placebo-controlled phase 3b study[J]. J Am Acad Dermatol, 2017, 77(4): 667–674.

[31] Pistone G, Tilotta G, Gurreri R, et al. Scalp psoriasis: report of efficient treatment with secu-kinumab. J Dermatolog Treat, 2018, 29(sup1):1–10.

[32] Platsidaki E, Kostopoulos N, Marnelakis I, et al. Secukinumab shows significant efficacy in two patients with difficult-to-treat areas of psoriasis: a Greek experience[J]. Dermatol Online J, 2018, 24(3): 13030/qt9w02w406.

[33] Rompoti N, Katsimbri P, Kokkalis G, et al. Real world data from the use of secukinumab in the treatment of moderate-to-severe psoriasis, including scalp and palmoplantar psoriasis: a 104–week clinical study[J]. Dermatol Ther, 2019, 32(5): e13006.

第5章 | 掌跖银屑病

病例 1 | 掌跖银屑病 1 例

临床资料

基本情况　女性，52 岁，体重 60 kg。

主　诉　双手、双足、四肢红斑，1 年前诊断银屑病，近半年加重。

现病史　双手、双足、四肢红斑，角化瘙痒 1 年，以掌跖为重，近半年加重。

既往史　脂肪肝，血压稍高，胆囊已摘除。

既往治疗　先后口服维胺酯、雷公藤、百癣夏塔热片、消银颗粒，外用丙酸氟替卡松治疗，四肢皮损好转，掌跖治疗效果不理想。

皮肤检查

- 患者皮损主要分布于双手、四肢、双足，以手掌、足跖为重。
- 患病体表面积（BSA）：6%。
- 银屑病皮损面积和严重程度指数（PASI）评分：8 分。

实验室及影像学检查

- 血常规、肝功能、肾功能：未见明显异常。
- T-SPOT 检测：（+）。
- HBV 检测：HBsAg（−），HBsAb（+），HBeAg（−），HBeAb（−），HBcAb（−）。说明已对 HBV 感染有免疫力（接种过乙肝疫苗或感染后已恢复）。
- HCV 检测：阴性。
- 胸部 CT：两肺多发结节影；建议隔期复查。

诊　断　中度银屑病（以掌跖为主）。

诊疗思维

　　患者皮损主要累及双手、四肢、双足，严重影响患者生活质量。治疗前患者 T-SPOT 阳性，使用异烟肼抗结核治疗。为满足患者的治疗需求，排除禁忌证后选择能快速清除皮损、改善特殊部位皮损和患者生活质量的生物制剂。

　　由于治疗前患者筛查 T-SPOT 阳性，因而在使用异烟肼抗结核治疗的同时，选择诱发结核和肝炎可能性小的司库奇尤单抗进行治疗。司库奇尤单抗兼具快速清除皮损、有效改善掌跖等特殊部位皮损的优势，鉴于患者体重 60 kg，因而选用 150 mg 司库奇尤单抗作为治疗方案。

治　疗　给予患者司库奇尤单抗 150 mg 皮下注射，前 5 周（0，1，2，3，4 周）每周 1 次，之后每月 1 次。密切观察其病情变化及不良反应。

治疗效果及随访

　　·治疗 1 周后患者的 PASI 评分降至 7 分，3 周后 PASI 评分降至 6 分，8 周后 PASI 评分降至 1 分，12 周后 PASI 评分降为 0 分，达到 PASI 100，皮损完全清除，疗效长期维持（图 5.1）。

　　·患者的皮损变化情况见图 5.2，治疗前后效果对比见图 5.3。

　　·首次用药开始，每 2 个月检查血常规、肝肾功能、血脂八项、心功酶等常规项目，每 3 个月检查乙肝、结核等指标。雷米封口服 6 个月后停药，患者肝功能及肺 CT 未见异常变化。

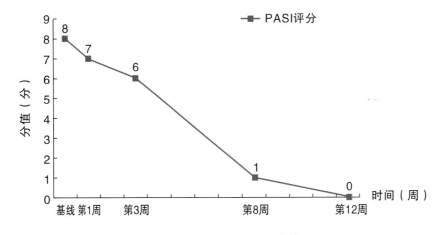

图 5.1　患者 PASI 变化曲线

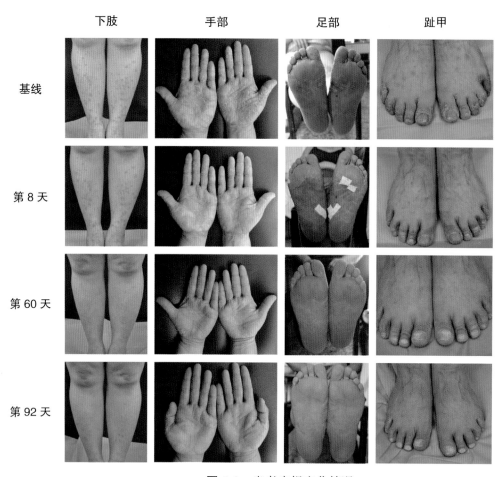

下肢　　　　手部　　　　足部　　　　趾甲

基线

第 8 天

第 60 天

第 92 天

图 5.2 患者皮损变化情况

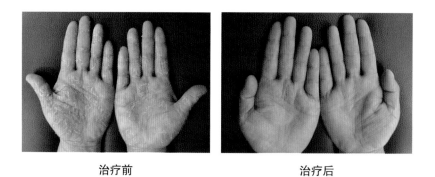

治疗前　　　　　　　　治疗后

图 5.3 治疗前后疗效对比

治疗体会

　　本病例为女性患者，皮损主要累及双手、四肢、双足，迫切需要改善皮损，尤其是掌跖部位，以回归正常生活工作。司库奇尤单抗Ⅲ期临床试验结果显示，300 mg 治疗组 16 周掌跖脓疱银屑病面积及严重程度指数（PPPASI）的平均改善达 54.5%，150 mg 治疗组 16 周 PPPASI 的平均改善达 35.3%[1]。《中国银屑病生物治疗专家共识（2019）》[2] 建议，结核病患者在接受生物治疗前应先进行抗结核治疗。本例患者接受了异烟肼抗结核治疗后，综合考虑患者皮损、受累部位、治疗目标和经济条件，选择司库奇尤单抗 150 mg 进行治疗，结果显示，司库奇尤单抗治疗 4 周患者的 PASI 评分接近 1，达到皮损几乎清除，效果明显；12 周皮损完全清除，疗效长期维持，未出现不良事件。目前维持 150 mg 治疗中。雷米封口服 6 个月后停药，患者肝功能及肺 CT 未见异常。

参考文献

[1] Gottlieb A, Sullivan J, van Doorn M, et al. Secukinumab shows significant efficacy in palmoplantar psoriasis: results from GESTURE, a randomized controlled trial[J]. J Am Acad Dermatol, 2017, 76(1):70-80.

[2] 中华医学会皮肤性病学分会，中国医师协会皮肤科医师分会，中国中西医结合学会皮肤性病专业委员会 . 中国银屑病生物治疗专家共识（2019）[J]. 中华皮肤科杂志 , 2019, 52(12):863-871.

（吉林大学第二医院　夏建新）

第6章 反向银屑病

病例1 反向银屑病1例

临床资料

基本情况 女性，43岁，体重68 kg。

主　诉 全身散在红斑鳞屑、结痂伴疼痛反复2年。

现病史 2年前出现肘窝、腋下、脐周、肛周及双侧腹股沟鳞屑性红斑，部分糜烂。

既往史 体健，否认家族史。

既往治疗 曾用中药治疗，近期外用偏方，效果不佳。

皮肤检查

·患者皮损主要分布于头皮、面部、肘窝、腋下、脐周、肛周、双侧腹股沟及指甲。

·患病体表面积（BSA）：12%。

·银屑病皮损面积和严重程度指数（PASI）评分：8.6分。

·皮肤病生活质量指数（DLQI）评分：19分。

实验室及影像学检查

·血常规、肝功能、肾功能正常。

·HBV 检测：HBsAg（－），HBsAb（－），HBeAg（－），HBeAb（＋），HBcAb（＋）。提示既往可能有乙肝感染史。

·HCV 检测：（－）。

·胸部 X 线片：双肺、心膈未见明显异常。

诊 断 反向银屑病。

诊疗思维

反向银屑病由于发病部位特殊，传统治疗困难，往往疗效不佳，用药也有局限性。治疗前筛查排除禁忌证，选择疗效显著、针对特殊部位有良好疗效的生物制剂。

司库奇尤单抗起效较快、皮损清除疗效显著，兼具安全性较高的优势。

治 疗 给予患者司库奇尤单抗 300 mg 皮下注射，前 5 周（0，1，2，3，4 周）每周 1 次，之后每月 1 次。密切观察其病情变化及不良反应。

治疗效果及随访

·治疗 1 周后患者的 PASI 评分降至 7.6 分，治疗 3 周后 PASI 评分降至 4.7 分，治疗 8 周后 PASI 评分降至 0.8 分，达到 PASI 90，皮损几乎完全清除（图 6.1）。

·治疗 8 周后患者的 DLQI 评分降至 3 分，生活质量基本不受影响。

·患者皮损变化情况见图 6.2，治疗前后效果对比见图 6.3。

·首次用药开始，每 3 个月检查血常规、肝肾功能、血脂八项、心功酶等常规项目，每 3 个月检查乙肝、结核等指标。从治疗到目前，患者各项指标正常。

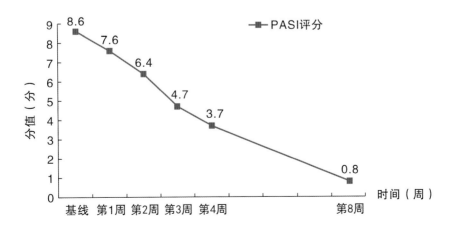

图 6.1 患者 PASI 变化曲线

腋下　　　　　外阴　　　　　肛周

基线

第 2 周

第 4 周

第 13 周

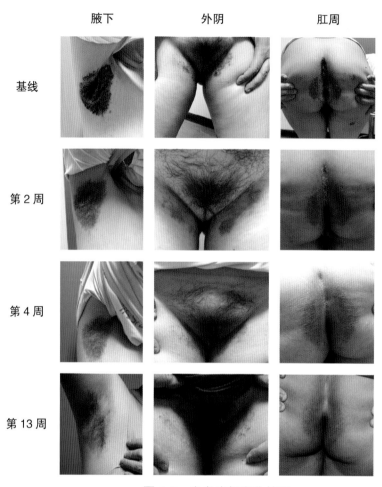

图 6.2　患者皮损变化情况

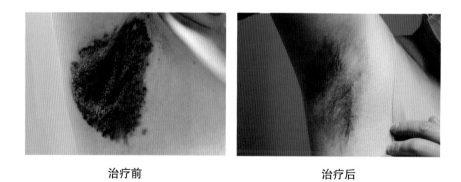

治疗前　　　　　　　　　　治疗后

图 6.3　治疗前后疗效对比

治疗体会

反向银屑病常累及腹股沟、外阴、腋窝、乳房下褶、臀及其他褶皱部位，其皮损表现为无特征性鳞屑性损害，由于患部本身潮湿多汗，易继发细菌和真菌感染，加之摩擦搔抓，常使原皮疹加重，临床上常误诊为湿疹、股癣、接触性皮炎、脂溢性皮炎、慢性家族性良性天疱疮等。临床上要明确反向银屑病的诊断需结合组织病理学检查，出现表皮角化过度伴角化不全，棘层肥厚，表皮嵴延长，真皮浅层血管旁炎症细胞浸润，可见微脓肿，则可明确诊断。文献报道，外用0.1%他克莫司软膏、氨苯砜、308 nm 准分子光 、311 nm 窄谱紫外线辐射 (UVB) 联合他克莫司外用治疗反向银屑病有良好的疗效，合并寻常型银屑病可口服维 A 酸类制剂。除了以上治疗方案，临床上常局部外用糖皮质激素、免疫调节剂和维生素 D 衍生物等。应当注意长期外用强效糖皮质激素可导致皮肤萎缩、多毛、色素沉着、继发感染等，部分患者褶皱部位使用卡泊三醇耐受性差，有烧灼、刺激感等不适，可改用中低效糖皮质激素联合他克莫司外用 [1, 2]。

本病例中，中年女性患者由于褶皱部位毛囊、皮脂腺、汗腺丰富，透气性差，易形成温暖潮湿的环境，在频繁摩擦后皮肤易出现浸渍、糜烂、渗液，因此皮损并不像典型的银屑病，但是其头皮、额面部仍有典型银屑病皮疹，可明确诊断。患者的心理、生活、工作、学习及社会交往受到严重影响，对更快速有效的清除皮损的需求迫切。既往传统治疗效果不佳，在家人的鼓励下寻求治疗方案。最终选择司库奇尤单抗治疗，快速改善皮损。经过 8 周治疗，患者皮损和指甲的改善效果明显，疗效令人满意。

参考文献

[1] Steele JA, Choi C, Kwong PC. Topical tacrolimus in the treatment of inverse psoriasis in children[J]. J Am Acad Dermatol, 2005, 53(4):713–716.

[2] Guglielmetti A, Conlledo R, Bedoya J, et al. Inverse psoriasis involving genital skin folds: successful therapy with dapsone[J]. Dermatol Ther (Heidelb), 2012, 2(1):15.

(深圳市龙岗中心医院　党 林)

反向银屑病 1 例

临床资料

基本情况　男性，49 岁，体重 76 kg。

主　诉　全身皮肤片状鳞屑性红斑反复发作 20 年，加重 1 周。

现病史　20 年前感冒发热后，患者全身皮肤散在出现鳞屑性红斑，于当地医院就诊，使用中药和外用药治疗后皮损缓解但反复发作，逐年加重，于多地多家医院就诊，皮损仍反复，冬季明显，夏季减轻。近期有右膝关节隐痛不适，无关节畸形行动受限。

既往史　既往有脂肪肝、高脂血症病史，未进行系统治疗，自述无肝病史。无银屑病家族史。

既往治疗　使用中药治疗（具体不详），外用中药、达力士、卤米松乳膏等治疗后皮损好转，但缓解后又有反复，逐年加重。

皮肤检查

·患者皮损主要分布于躯干、腋窝、肚脐周围、腹股沟，多发大小不等的红斑、斑片，皱褶部位皮损鳞屑较少，头皮部亦有类似皮损，有束状发。双手、足数个指 / 趾甲增厚、变形，指 / 趾甲暗褐色、变脆。四肢关节未见明显肿胀畸形。

·患病体表面积（BSA）：15%。

·银屑病皮损面积和严重程度指数（PASI）评分：28.4 分。

·皮肤病生活质量指数（DLQI）评分：14 分。

实验室及影像学检查

·血常规：无异常。

·肝功能：无异常。

·肾功能：正常。

·抗核抗体：正常。

·T-SPOT 检测：（－）。

- ·HBV DNA 定量检测：（－）。
- ·HCV 检测：（－）。
- ·C 反应蛋白：正常。
- ·肿瘤标志物：正常。
- ·胸部 CT：正常。

诊　断　斑块状银屑病（反向银屑病）。

诊疗思维

　　患者为中年男性，病程长，皮疹反复，传统治疗疗效不佳，严重影响其生活、工作，迫切需要快速修复皮肤，控制疾病进展，尽可能达到皮损清除或全部清除，以满足患者提高生活质量的需求。

　　反向银屑病主要发生于腋窝、乳房下、腹股沟、臀间沟、阴股部（外阴和两大腿内侧）、肘窝、脐窝、腘窝等皮肤皱褶部位。综合考虑，我们认为患者为反向银屑病，且伴甲损害，右膝关节隐痛不适，无关节肿胀畸形，需要排除关节病型银屑病。

　　IL-17A 抑制剂对特殊部位有显著疗效，且安全性较高、起效较快，排除生物制剂禁忌证后，选择司库奇尤单抗 300 mg 作为治疗方案。

治　疗　给予患者司库奇尤单抗 300 mg 皮下注射，前 5 周（0，1，2，3，4 周）每周 1 次，之后每月 1 次。密切观察其病情变化及不良反应。

治疗效果及随访

　　·治疗 3 周后，患者的 PASI 评分降至 14.7 分；治疗 16 周后，PASI 评分降至 1.5 分，达到 PASI 90（图 6.4）。

　　·治疗 3 周后，患者的 DLQI 评分降至 8 分，治疗 16 周后 DLQI 评分降至 1 分，生活质量几乎不受影响（图 6.5）。

　　·患者皮损变化情况见图 6.6。

　　·从首次用药开始，每 2 个月检查血常规、肝肾功能、血脂八项、心功酶等常规项目，每 3 个月检查乙肝、结核等指标。患者各项指标无异常变化。

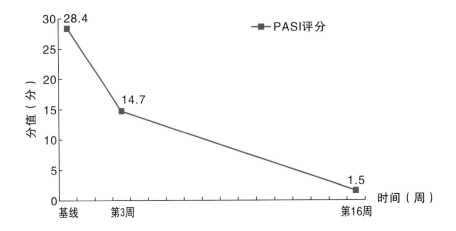

图 6.4　患者 PASI 变化曲线

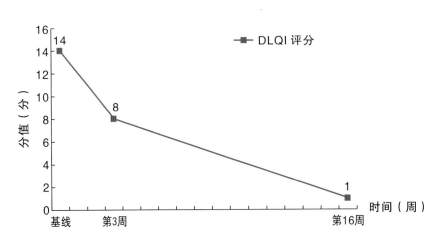

图 6.5　患者 DLQI 变化曲线

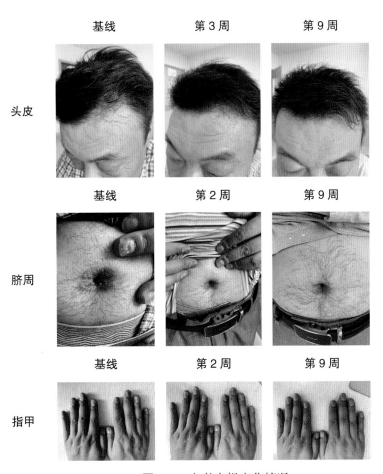

图6.6　患者皮损变化情况

治疗体会

　　本病例病史长达20余年，皮损累及甲、肚脐等特殊部位，既往口服中药及外用多种药物，可减轻皮损，但仍反复发作，严重影响其工作、生活，迫切需要改善皮疹，尽可能避免治疗带来的不良反应，应兼顾疗效及安全性。《中国银屑病诊疗指南（2018完整版）》指出，传统系统治疗药物，如氨甲蝶呤、阿维A、环孢素等，可引起肝损害、血脂代谢异常等不良反应[1]。对于重症斑块状银屑病患者，伴特殊部位受累（如肢端暴露部位）且生活质量遭受严重影响者，可采用生物制剂进行治疗[1, 2]。2020年国际银屑病委员会（IPC）基于目前银屑病治疗不足及特殊部位患者治疗需求被低估等原因，为使更多患者得到积极治疗，重新定义了银屑病严重程度分类——二分法，即适合局部治疗的患者和适合系统治疗的患者[3]。其中明确指出，特殊部位受累患者和局部治疗失败的患者应采用包括生物制剂在内的系统治疗[3]。

因此，综合考虑患者病情、治疗需求、经济条件，本病例选择司库奇尤单抗300 mg 进行治疗，结果显示，司库奇尤单抗对该患者疗效显著，治疗 16 周，皮损几乎完全清除，患者生活质量几乎不受影响。随访期间，监测指标无异常变化。目前患者仍在维持使用司库奇尤单抗，疗效稳定，安全性良好。

参考文献

[1] 中华医学会皮肤性病学分会银屑病专业委员会 . 中国银屑病诊疗指南 (2018 完整版)[J]. 中华皮肤科杂志 , 2019, 52(10):667–710.

[2] 中华医学会皮肤性病学分会 , 中国医师协会皮肤科医师分会 , 中国中西医结合学会皮肤性病专业委员会 . 中国银屑病生物治疗专家共识 (2019)[J]. 中华皮肤科杂志 , 2019, 52(12):863–871.

[3] Strober B, Ryan C, van de Kerkhof P, et al. Recategorization of psoriasis severity: Delphi consensus from the International Psoriasis Council[J]. J Am Acad Dermatol, 2020, 82(1): 117–122.

（苏州大学附属第二医院　季　江）

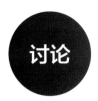

讨论　反向银屑病的生物制剂治疗

反向银屑病又称屈侧或间擦银屑病，是一种累及皮肤皱褶部位的斑块状银屑病[1, 2]。在中国，反向银屑病的患病率为3.2%~7%[2, 3]。常见受累部位为腹股沟、腋窝、乳房下皱褶、肛周区、臀间裂、脐部、耳后区和外生殖器。还可累及肘窝、腘窝和指间间隙。反向银屑病以界限清楚的光泽红斑斑块为临床特征[1, 4, 5]。臀间裂或肛周区的银屑病皮损可能是银屑病关节炎发展的危险因素[4]。

虽然反向银屑病累及体表皮肤区域有限，但因影响性功能、引起尴尬和羞耻感而严重影响患者生活质量[1]。生殖器受累是反向银屑病的临床表现之一[1, 6]，反向银屑病中，高达79%的患者累及生殖器区域[4, 6]。生殖器银屑病显著影响患者的性健康和生活质量。生殖器银屑病患者最常见的症状是生殖器瘙痒[4, 7]。研究表明，82%~100%的生殖器银屑病患者会出现瘙痒，而生殖器受累显著影响性功能。此外，与没有生殖器受累的患者相比，生殖器皮损患者的整体生活质量下降更明显[4]。研究表明，生殖器受累和反向银屑病患者的平均银屑病内化耻感量表评分显著升高。内化耻感可能是造成该病患者心理负担的主要因素之一。内化耻感导致患者生活满意度下降，抑郁和自杀增加，以及难以应对疾病。此外，患者对治疗的依从性也可能会受到影响，加大了治疗失败和疾病控制不良的风险[8]。反向银屑病，特别是累及生殖器时，在临床上可能存在报告不足和治疗不足的情况。几乎50%的生殖器银屑病患者从未与医生谈过生殖器病变，只有25%的患者向医生寻求过这方面的帮助。近70%的患者未治疗生殖器病变[2]。另外，反向银屑病累及部位的治疗受到湿度、温度和皮肤遮挡等影响，导致局部治疗的药物渗透和吸收增强，皮肤刺激和不良反应的风险相应增加[9, 10]。

反向银屑病的治疗包括局部皮质类固醇、局部钙调神经磷酸酶抑制剂、维生素D类似物和传统口服系统治疗（如氨甲蝶呤），以及生物治疗。局部皮质类固醇和局部免疫调节剂是最常用的反向银屑病治疗方法[11]。反向银屑病对皮质类固醇敏感[11]，皮质类固醇仅推荐用于短期治疗（<4周），以避免其不良反应，如萎缩、毛细血管扩张、细纹及快速耐受[11]。钙调神经磷酸酶抑制剂，如他克莫司或吡美莫司，以及维生素D类似物可能用于4周以上的长期局部治疗[11]。研究显示，1%吡美莫司、0.005%钙泊三醇、0.1%倍他米松可显著降低反向银屑病患

者的平均 PASI 评分[12]。钙调神经磷酸酶抑制剂和维生素 D 类似物的常见不良反应为红斑、灼热感、瘙痒和皮肤刺激症状[12-14]，可能会限制这两类药物的使用[15]。焦油制剂具有潜在刺激性，因此使用频率较低[1]。其他局部疗法，包括维 A 酸、角质溶解剂和地蒽酚，若未稀释，会过度刺激敏感屈侧部位[9]。屈侧和生殖器皮肤的独特生理特性对药物吸收有很大的影响，需谨慎确定剂量，以尽量减少毒性[9]。氨甲蝶呤可改善生殖器银屑病[10]，但氨甲蝶呤的使用与胃肠道紊乱、头痛、失眠和尿路感染有关[10, 16]。

生物制剂的治疗可能有利于累及生殖器和屈侧部位的银屑病患者[14]。TNF-α 抑制剂和 IL-12/23 抑制剂对反向银屑病有一定疗效，但也会引发反向银屑病或其他炎症。治疗开始时，患者表现为龟头和包皮外侧的红斑、丘疹和斑块，以及臀间的糜烂红斑。治疗 90 d 后，皮损几乎完全清除，残留轻度红斑，且生活质量显著改善。但 TNF-α 抑制剂也可造成银屑病恶化，甚至触发新的银屑病发作[16]。病例报告显示，累及臀间区和生殖器的患者因对局部治疗应答不佳和氨甲蝶呤的不良事件而转用阿达木单抗[16]。英夫利西单抗可引起反向银屑病[17, 18]。有病例报告显示，英夫利西单抗治疗克罗恩病期间，患者反常地出现屈侧银屑病病变[18]。也有病例报告显示，经传统治疗疗效不佳的反向银屑病患者选用乌司奴单抗治疗期间，出现外耳炎和鼓室穿孔，停用乌司奴单抗。而感染性耳炎治愈后重新采用乌司奴单抗，患者腹股沟皮损几乎完全清除，臀裂和阴茎仅存轻度红疹，并且瘙痒和生活质量得到明显改善[19]。但有报道显示，乌司奴单抗治疗可引发反向银屑病[20]。

与健康皮肤相比，反向银屑病中 IL-17A 的 mRNA 表达升高，提示治疗反向银屑病患者可使用 IL-17A 抑制剂[5]。研究表明，与 TNF-α 抑制剂相比，IL-17A 抑制剂可显著改善生殖器银屑病[21]。IL-17A 抑制剂可快速和显著改善生殖器银屑病症状和对性功能的影响，安全性良好。一项多中心、双盲、随机、对照的 Ⅲb 期临床试验[22] 及其事后分析[23] 显示，治疗中重度生殖器银屑病患者期间，依奇珠单抗可明显改善生殖器皮损、快速减轻瘙痒。治疗第 12 周，依奇珠单抗组的生殖器皮损完全或几乎完全清除（sPGA-G 0/1）应答率为 73%，显著高于安慰剂[22]；早在第 2 周即可显著改善生殖器瘙痒；第 12 周，疼痛、瘙痒和灼热感均得到明显改善，显著提高了患者的生活质量[22, 23]。一项为期 24 周的开放标签随机对照研究显示，司库奇尤单抗可快速改善生殖器银屑病，临床改善率较高。早在第 2 周即实现 sPGA-G 0/1，sPGA-G 0/1 应答率为 23%[24]。经 24 周治疗，生殖器皮损获得持续明显改善，sPGA-G 0/1 应答率为 84.6%。同时，司库奇尤单抗可快速且持续改善患者性功能及其生活质量，治疗第 4 周，患者性活动困难明显改善；第 24 周，司库奇尤单抗明显降低了性健康损害的患者比例，并显著改善麻省总医院 – 性功能问卷（MGH-SFQ）总分。治疗中发生的不良反应非常轻微，患者未因此停止治疗。IL–17A 抑制剂治疗生殖器银屑病可为患者带来快速和持续的临床获益 [24]。

　　与普通银屑病相比，反向银屑病在患病率、受影响部位和临床症状方面具有独特的特点 [11]。此外，由于尴尬、羞耻感等心理压力，生殖器受累患者往往诊断和治疗不足，应引起重视。基于反向银屑病病灶的皮肤特点，多推荐局部治疗作为首选治疗方案，但同时需要注意相关皮肤刺激及不良反应。而生物治疗，特别是 IL–17A 抑制剂，可显著改善患者生殖器病变和相关生活质量，可能为反向银屑病治疗带来新希望，有助于更多患者直面疾病和增强治疗信心。

参考文献

[1] Micali G, Verzì AE, Giuffrida G, et al. Inverse psoriasis: from diagnosis to current treatment options[J]. Clin Cosmet Investig Dermatol, 2019, 12: 953–959.

[2] Omland SH, Gniadecki R. Psoriasis inversa: a separate identity or a variant of psoriasis vulgaris?[J]. Clin Dermatol, 2015, 33(4): 456–461.

[3] Fan X, Yang S, Sun LD, et al. Comparison of clinical features of HLA-Cw*0602–positive and-negative psoriasis patients in a Han Chinese population[J]. Acta Derm Venereol, 2007, 87(4): 335–340.

[4] Dopytalska K, Sobolewski P, Błaszczak A, et al. Psoriasis in special localizations[J]. Reumatologia, 2018, 56(6): 392–398.

[5] Xing X, Liang Y, Sarkar MK, et al. IL–17 responses are the dominant inflammatory signal linking inverse, erythrodermic, and chronic plaque psoriasis[J]. J Invest Dermatol, 2016, 136(12): 2498–2501.

[6] Guglielmetti A, Conlledo R, Bedoya J, et al. Inverse psoriasis involving genital skin folds: successful therapy with dapsone[J]. Dermatol Ther (Heidelb), 2012, 2(1): 15.

[7] Larsabal M, Ly S, Sbidian E, et al. GENIPSO: a French prospective study assessing instantaneous prevalence, clinical features and impact on quality of life of genital psoriasis among patients consulting for psoriasis[J]. Br J Dermatol, 2019, 180(3): 647–656.

[8] Alpsoy E, Polat M, Fettahlıoğlu-Karaman B, et al. Internalized stigma in psoriasis: a multicenter study[J]. J Dermatol, 2017, 44(8): 885–891.

[9] Kivelevitch D, Frieder J, Watson I, et al. Pharmacotherapeutic approaches for treating psoriasis in difficult-to-treat areas[J]. Expert Opin Pharmacother, 2018, 19(6): 561–575.

[10] Beck KM, Yang EJ, Sanchez IM, et al. Treatment of genital psoriasis: a systematic review[J]. Dermatol Ther (Heidelb), 2018, 8(4): 509–525.

[11] Wozel G. Psoriasis treatment in difficult locations: scalp, nails, and intertriginous areas[J]. Clin

Dermatol, 2008, 26(5): 448–459.

[12] Kreuter A, Sommer A, Hyun J, et al. 1% pimecrolimus, 0.005% calcipotriol, and 0.1% betamethasone in the treatment of intertriginous psoriasis: a double-blind, randomized controlled study[J]. Arch Dermatol, 2006, 142(9): 1138–1143.

[13] Sarma N. Evidence and suggested therapeutic approach in psoriasis of difficult-to-treat areas: palmoplantar psoriasis, nail psoriasis, scalp psoriasis, and intertriginous psoriasis[J]. Indian J Dermatol, 2017, 62(2): 113–122.

[14] Reynolds KA, Pithadia DJ, Lee EB, et al. Treatments for inverse psoriasis: a systematic review[J]. J Dermatolog Treat, 2020, 31(8): 786–793.

[15] Kragballe K. Management of difficult to treat locations of psoriasis. Scalp, face, flexures, palm/soles and nails[J]. Curr Probl Dermatol, 2009, 38: 160–171.

[16] Ješe R, Perdan-Pirkmajer K, Dolenc-Voljč M, et al. A case of inverse psoriasis successfully treated with adalimumab[J]. Acta Dermatovenerol Alp Pannonica Adriat, 2014, 23(1): 21–23.

[17] Syed ZU, Khachemoune A. Inverse psoriasis: case presentation and review[J]. Am J Clin Dermatol, 2011, 12(2): 143–146.

[18] Peramiquel L, Puig L, Dalmau J, et al. Onset of flexural psoriasis during infliximab treatment for Crohn's disease[J]. Clin Exp Dermatol, 2005, 30(6): 713–714.

[19] Campos MA, Varela P, Baptista A, et al. Inverse psoriasis treated with ustekinumab[J]. BMJ Case Rep, 2016, 2016: bcr2016215019.

[20] Darwin E, Deshpande A, Lev-Tov H. Development of drug-induced inverse psoriasis in a patient with Crohn's disease[J]. ACG Case Rep J, 2018, 5: e47.

[21] Burlando M, Herzum A, Carmisciano L, et al. Biological therapy in genital psoriasis in women[J]. Dermatol Ther, 2020, 33(1): e13110.

[22] Ryan C, Menter A, Guenther L, et al. Efficacy and safety of ixekizumab in a randomized, double-blinded, placebo-controlled phase Ⅲ b study of patients with moderate-to-severe genital psoriasis[J]. Br J Dermatol, 2018, 179(4): 844–852.

[23] Merola JF, Ghislain PD, Dauendorffer JN, et al. Ixekizumab improves secondary lesional signs, pain and sexual health in patients with moderate-to-severe genital psoriasis[J]. J Eur Acad Dermatol Venereol, 2020, 34(6): 1257–1262.

[24] AlMutairi N, Eassa BI. A Randomized controlled ixekizumab vs secukinumab trial to study the impact on sexual activity in adult patients with genital psoriasis[J]. Expert Opin Biol Ther, 2021, 21(2):297–298.

第7章 | 甲银屑病

病例 1 | 甲银屑病 1 例

临床资料

基本情况　男性，42 岁，体重 54 kg。

主　诉　银屑病 8~9 年，甲改变 1.5 年。

现病史　红斑块和厚积银白色鳞屑，双手共 8 个指甲有增厚、甲剥离、油滴状外观或甲凹坑等情况。

既往史　否认肝炎、结核病史，否认高血压、糖尿病病史，无家族遗传史。

既往治疗　2010 年，外用当地诊所自配药膏后改善，但停药不久复发。病情缓慢发展。2014 年外用韩国不知名药膏并口服中药间断治疗半年，效果不明显。2018 年开始口服环孢素，200 mg/d，外用丙酸氟替卡松治疗 3 个月明显好转，但转氨酶升高。

皮肤检查
- ·患者皮损主要分布于四肢、骶尾部和指甲。
- ·患病体表面积（BSA）：10%。
- ·银屑病皮损面积和严重程度指数（PASI）评分：13.2 分。

实验室及影像学检查
- ·血常规：未见明显异常。
- ·尿常规：未见明显异常。

· 肾功能：未见明显异常。

· 肝功能：谷丙转氨酶增高。

· T-SPOT 检测：（ – ）。

· HBV 检测：HBsAg（ – ），HBsAb（ + ），HBeAg（ – ），HBeAb（ – ），HBcAb（ – ）。提示患者已对 HBV 感染有免疫力（接种过乙肝疫苗或感染后已恢复）。

· HCV 检测：（ – ）。

· 胸部 CT：两侧胸膜局限性增厚。

诊　断　重度斑块状银屑病、甲银屑病。

诊疗思维

　　患者病史较长，为重度斑块状银屑病，伴指甲受累，基于生物制剂能够快速清除皮损、改善指甲病变，同时减缓关节病型银屑病发生的特点，我们首先推荐生物制剂治疗。排除生物制剂禁忌证，选择司库奇尤单抗治疗。

　　司库奇尤单抗具有起效快、治疗特殊部位(如甲银屑病)安全有效的优势，因此考虑选择 300 mg 的治疗方案。鉴于患者转氨酶高，建议联合口服复方甘草酸苷。

治　疗　给予患者司库奇尤单抗 300 mg 皮下注射，前 5 周（0，1，2，3，4 周）每周 1 次，之后每月 1 次。密切观察其病情变化及不良反应。

治疗效果及随访

· 治疗 1 周后患者的 PASI 评分降至 8 分，2 周后 PASI 评分降至 6 分，第 4 周 PASI 评分降至 2 分，达到 PASI 75，8 周后 PASI 评分降为 0 分，达到 PASI 100，皮损完全清除（图 7.1）。

· 患者皮损变化情况见图 7.2，治疗前后疗效对比见图 7.3。

· 首次用药开始，每 2 个月检查血常规、肝肾功能、血脂八项、心功酶等常规项目，每 3 个月检查乙肝、结核等指标。从治疗到目前，患者各项指标正常。

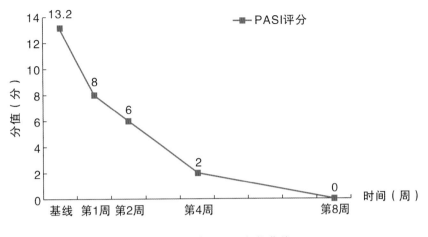

图 7.1　患者 PASI 变化曲线

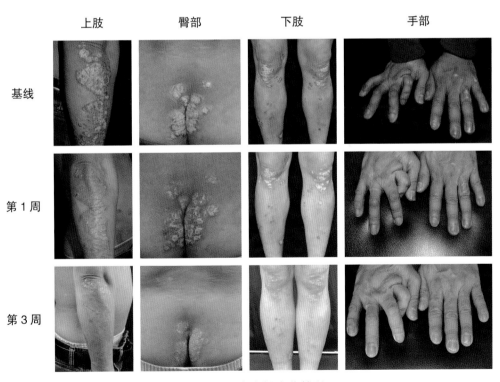

图 7.2　患者皮损变化情况

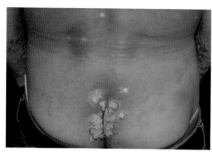 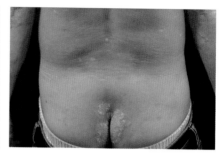

治疗前　　　　　　　　　　　　治疗后

图 7.3　治疗前后疗效对比

治疗体会

　　本病例中，男性患者皮损主要累及四肢、骶尾部及指甲，迫切需要改善皮损，尤其是指甲症状，回归正常生活、工作。司库奇尤单抗Ⅲ期临床试验结果中，300 mg 治疗组 16 周甲银屑病严重程度指数（NAPSI）平均改善达 45.3%[1]。司库奇尤单抗Ⅲb 期临床试验结果显示，既往接受过系统药物治疗的患者，接受司库奇尤单抗治疗 16 周，77% 的患者获得 PASI 90 应答[2]。

　　本例患者应用司库奇尤单抗治疗 1 周后皮损明显改善，5 周皮损几乎清除，8 周皮损完全清除。指甲改变经过 8 周治疗后，NAPSI 改善达到 55%。复查患者肝功能，已恢复正常。

参考文献

[1] Reich K, Sullivan J, Arenberger P, et al. Effect of secukinumab on the clinical activity and disease burden of nail psoriasis: 32-week results from the randomized placebo-controlled TRANSFIGURE trial[J]. Br J Dermatol, 2019, 181(5):954–966.

[2] Blauvelt A, Reich K, Tsai TF, et al. Secukinumab is superior to ustekinumab in clearing skin of subjects with moderate-to-severe plaque psoriasis up to 1 year: results from the CLEAR study[J]. J Am Acad Dermatol, 2017, 76(1):60–69.e9.

（吉林大学第二医院　夏建新）

病例 2　甲银屑病 1 例

临床资料

基本情况　男性，58 岁，体重 85 kg。

主　诉　鳞屑性红斑、丘疹伴瘙痒反复 10 年，弥漫周身 1 个月。

现病史　周身红斑弥漫、潮红，融合成大片，其间可见少数片状正常皮岛，红斑上覆盖较多黄白色鳞屑、痂皮，薄膜现象及点状出血阳性，未见脓疱。发不成束状，黏膜未受累。指 / 趾甲可见横沟、肥厚浑浊。

既往史　否认高血压、糖尿病、心脏疾病、炎症性肠病等内科疾病史；否认肝炎、结核等传染病史；否认肿瘤病史；否认药物过敏史。

既往治疗　曾口服抗组胺药，中药。外用卡泊三醇、他克莫司、保湿剂等治疗。使用雷公藤多苷片 60 mg /d，口服 1 周后患者转氨酶升高；减量至 40 mg/d 后服用 1 周，转氨酶持续升高，故停药。

皮肤检查

- 患者皮损主要分布于胸部、背部、上肢、下肢、指 / 趾甲。
- 患病体表面积（BSA）：97%。
- 银屑病皮损面积和严重程度指数（PASI）评分：50.4 分。
- 皮肤病生活质量指数（DLQI）评分：25 分。

实验室及影像学检查

- 肝功能：总蛋白降低，白蛋白降低，谷氨酰转肽酶升高。
- 血常规、尿常规、肾功能：未见异常。
- 血糖、血脂：未见异常。
- T-SPOT 检测：（−）。
- HBV 检测：HBsAg（−），HBsAb（＋），HBeAg（−），HBeAb（−），HBcAb（−）。提示患者已对 HBV 感染有免疫力（接种过乙肝疫苗或感染后已恢复）。

- HCV 检测：（–）。
- HIV 检测：（–）。
- 甲肝检测：（–）。
- 抗核抗体检测：（–）。
- 梅毒检测（TP+RPR）：（–）。
- 胸部 CT：双肺、心膈未见明显异常。
- 心电图、腹部彩超：均未见异常。

诊　断　红皮病型银屑病，甲严重受累。

诊疗思维

　　患者病情较重，无法耐受传统系统用药，故考虑生物制剂治疗控制病情。

　　经筛查和排除禁忌证后，告知患者药物可能的不良反应及适应证，患者知情同意，选择司库奇尤单抗治疗。

治　疗　给予患者司库奇尤单抗 300 mg 皮下注射，前 5 周（0，1，2，3，4 周）每周 1 次，之后每月 1 次。密切观察其病情变化及不良反应。

治疗效果及随访

- 治疗 1 周后患者的 PASI 评分降至 25.2 分，治疗 3 周后降至 6.4 分，达到 PASI 75，治疗 8 周后 PASI 评分降至 0 分，达到 PASI 100，皮损完全清除（图 7.4）。
- 治疗 1 周后患者的 DLQI 评分由 25 分降至 9 分，生活质量明显改善；治疗 8 周后降至 0 分，生活质量完全不受影响（图 7.5）。
- 患者皮损变化情况见图 7.6，治疗前后疗效对比见图 7.7。
- 首次用药时，因患者之前使用雷公藤多苷片致使肝功能异常，停用雷公藤多苷片后，使用司库奇尤单抗期间每周复查肝功，逐渐降至正常。1 个月后检查血常规、肝肾功能、血脂等常规项目；之后每 3 个月查血常规、肝肾功能；每 6 个月检查乙肝、结核等指标。患者各项指标正常。

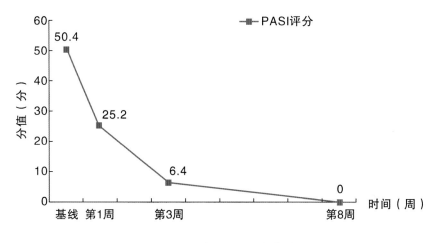

图 7.4 患者 PASI 变化曲线

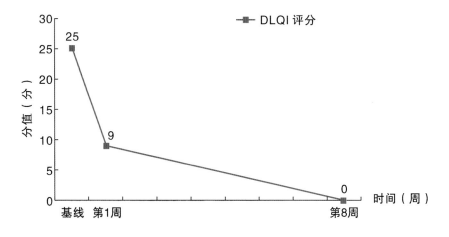

图 7.5 患者 DLQI 变化曲线

| 右手指甲 | 左手指甲 | 右足趾甲 | 左足趾甲 |

基线

第1周

第3周

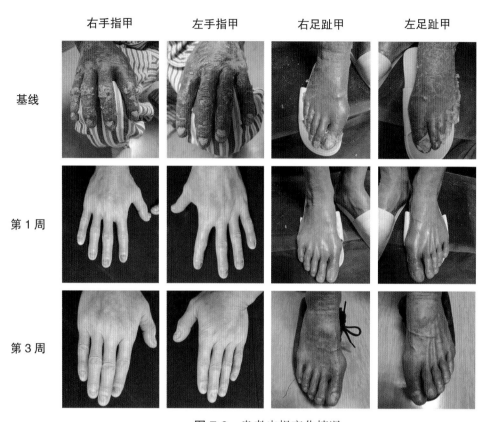

图 7.6 患者皮损变化情况

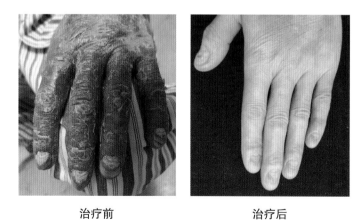

治疗前　　　　　　　　　　治疗后

图 7.7 治疗前后疗效对比

治疗体会

本病例中，患者皮损遍及周身，病情严重，就诊时已发热 5 d，患者生活、工作及社会交往受到严重影响；其对雷公藤多苷片不耐受，表现为肝功能异常。患者希望使用安全、有效的药物更好地清除皮损，需求迫切，最终选择司库奇尤单抗治疗。

红皮病型银屑病尚未被批准为生物治疗的适应证，但国内外均有临床应用的报告，如需使用生物制剂，可根据患者的具体情况进行综合评估[1]。临床实践中，司库奇尤单抗治疗红皮病型银屑病患者第 4 周，患者可达到 PASI 75，第 16 周大部分患者可以实现皮损完全清除，并且生活质量明显改善[2]。司库奇尤单抗也可长期改善甲银屑病病变，第 16 周，平均 NAPSI 改善率为 45.6%；第 2.5 年，司库奇尤单抗 300 mg 组的平均 NAPSI 改善率为 73.3%[3]。

本病例选择司库奇尤单抗 300 mg 进行治疗，患者用药前发热 5 d，用药 1 d 后退热。司库奇尤单抗临床疗效显著，起效迅速，趾甲肥厚处脱落，有明显改善，周身鳞屑明显减少，皮肤肿胀、潮红明显减轻。治疗 1 周后 PASI 评分降至 25.2 分，达到 PASI 50；治疗 3 周后降至 6.4 分，治疗 8 周后 PASI 评分及 DLQI 评分均降至 0 分，达到 PASI 100，皮损完全清除及生活质量完全不受影响。疗效令人满意，定期监测各指标无异常，长期用药安全。

参考文献

[1] 中华医学会皮肤性病学分会, 中国医师协会皮肤科医师分会, 中国中西医结合学会皮肤性病专业委员会. 中国银屑病生物治疗专家共识 (2019)[J]. 中华皮肤科杂志, 2019, 52(12):863–871.

[2] Mateu-Puchades A, Santos-Alarcón S, Martorell-Calatayud A, et al. Erythrodermic psoriasis and secukinumab: our clinical experience[J]. Dermatol Ther, 2018, 31(4):e12607.

[3] Reich K, Sullivan J, Arenberger P,et al. Secukinumab shows high and sustained efficacy in nail psoriasis: 2.5–year results from the randomized placebo-controlled TRANSFIGURE study[J]. Br J Dermatol, 2021, 184(3):425–436.

（大连市皮肤病医院　周　颖）

合并结核感染的甲银屑病 1 例

临床资料

基本情况　男性，60 岁，体重 80 kg。

主　诉　全身红斑、鳞屑反复发作 20 余年。

现病史　20 年前无明显诱因躯干出现点滴状丘疹，伴鳞屑，未予诊治。数月后，丘疹逐渐融合成斑块、斑片，伴糠秕状鳞屑，瘙痒明显。于当地皮肤病专科医院就诊，诊断为银屑病。2019 年 11 月，经朋友介绍来我院皮肤科就诊。患者无关节疼痛等特殊不适，近期体重无明显变化。

既往史　既往有脂肪肝、高脂血症史，未系统治疗，自述无乙肝病史。

既往治疗　曾外用中药、达力士、卤米松等治疗后皮损稍缓解，但皮疹一直未完全消退。2015 年开始间断口服阿维 A 胶囊，并配合 UVB 光疗、口服中药及外用多种药物，皮疹可好转，但仍反复发作。

皮肤检查

- ·患者皮损主要分布于头皮、躯干、四肢、甲。
- ·患病体表面积（BSA）：55%。
- ·银屑病皮损面积和严重程度指数（PASI）评分：39.2 分。
- ·皮肤病生活质量指数（DLQI）评分：24 分。

实验室及影像学检查

- ·血常规：无异常。
- ·肝功能：无异常。
- ·肾功能：正常。
- ·T-SPOT 检测：（＋）。
- ·HBV DNA 定量检测：（－）。
- ·HCV 检测：（－）。
- ·C 反应蛋白：3.9 mg/L。

·肿瘤标志物：基本正常。

·胸部 CT：双肺气肿，右肺下叶淡薄小结节，建议每年随访；纵隔内增大淋巴结，胸主动脉壁及冠状动脉局部钙化。

诊　断　重度斑块状银屑病。

诊疗思维

患者为老年男性，病程长，传统治疗疗效不佳，皮疹反复发作，且合并非活动性结核感染，需选择尽可能不诱发结核再激活的治疗方案。

患者存在非活动性结核感染，持续口服抗结核药物（利福平 0.45 g，每天 1 次；异烟肼 0.3 g，每天 1 次；6 个月后复查，转阴性后停药）。排除生物制剂绝对禁忌证，抗 IL-17A 单克隆抗体对结核感染、肝功能及血常规无明显影响，且安全性较高、起效较快、疗效较好，故选择司库奇尤单抗 300 mg 的治疗方案。

治　疗　给予患者司库奇尤单抗 300 mg 皮下注射，前 5 周（0，1，2，3，4 周）每周 1 次，之后每月 1 次。密切观察其病情变化及不良反应。

治疗效果及随访

·治疗 3 周后，患者的 PASI 评分降至 16.7 分；治疗 16 周后，PASI 评分降至 5.9 分，达到 PASI 75（图 7.8）。

·治疗 3 周后，患者的 DLQI 评分降至 15 分，治疗 16 周后 DLQI 评分降至 3 分（图 7.9）。

·患者皮损变化情况见图 7.10。

·治疗近 1 年时检测患者血常规、肝功能、肿瘤标记物，均基本正常。T-SPOT 转为阴性，胸部 CT 显示左肺上叶淡薄微结节，建议每年随访。

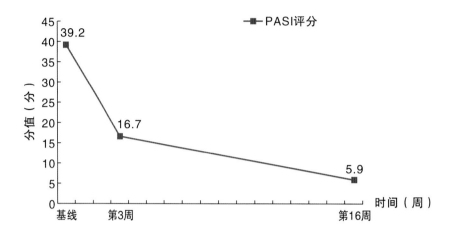

图 7.8　患者 PASI 变化曲线

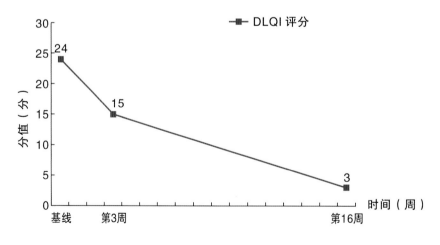

图 7.9　患者 DLQI 变化曲线

指甲   趾甲

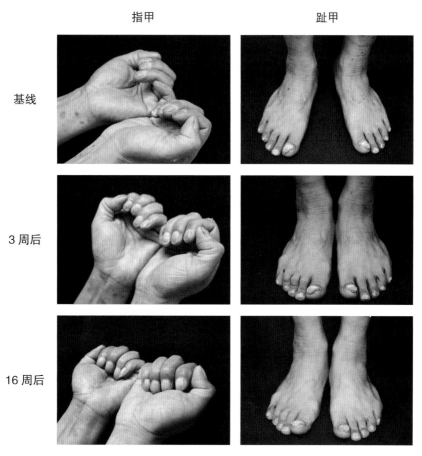

基线

3 周后

16 周后

图 7.10　患者皮损变化情况

治疗体会

　　本病例为既往脂肪肝、高脂血症，合并非活动性结核感染的老年银屑病患者，病史长达 20 余年，既往口服阿维 A 及外用多种药物，可减轻皮损，但仍反复发作，皮损累及甲，严重影响其社交、生活，迫切需要改善皮疹，尽可能避免治疗带来的不良反应，应兼顾疗效及安全性。《中国银屑病诊疗指南（2018 完整版）》指出，传统系统治疗药物，如氨甲蝶呤、阿维 A、硫唑嘌呤及雷公藤等，可能对肝功能和（或）骨髓造血有一定影响，阿维 A 禁用于肝肾功能损伤者，高脂血症和老年患者为阿维 A 相对禁忌证 [1]。对于重症斑块状银屑病患者，伴特殊部位受累（如肢端暴露部位）且生活质量遭受严重影响者可采用生物制剂进行治疗 [1, 2]。

《中国银屑病生物治疗专家共识（2019）》指出，从应用的安全性考虑，对于有罹患结核病、乙型肝炎、心力衰竭的高风险因素或有既往病史者，司库奇尤单抗的安全性可能优于 TNF-α 抑制剂[2]。此外，司库奇尤单抗可短期明显改善甲损害、长期持续清除甲损伤，并显著改善甲受累相关的生活质量[3]。

因此，综合考虑患者的治疗需求和经济条件，本病例选择司库奇尤单抗 300 mg 进行治疗，结果显示，司库奇尤单抗对该患者疗效显著，治疗 3 周后，PASI 评分降至 16.7 分，治疗 16 周后，PASI 评分降至 5.9 分，达到 PASI 75 以上；治疗 3 周后 DLQI 评分降至 15 分，治疗 16 周后 DLQI 评分降至 3 分，患者生活质量明显改善。2020 年 12 月 24 日（治疗近 1 年），复查 T-SPOT 为阴性，但 2021 年 8 月复查为阳性，并出现特应性皮炎的皮疹，瘙痒剧烈，臀部出现水肿性红斑，皮肤粗糙变厚，局部触痛，给予利福平和异烟肼及抗过敏硫代硫酸钠静脉注射 1 周后皮疹稍缓解，其他部位仍有少许皮损，目前已改用阿达木单抗治疗。

参考文献

[1] 中华医学会皮肤性病学分会银屑病专业委员会. 中国银屑病诊疗指南 (2018 完整版)[J]. 中华皮肤科杂志 , 2019, 52(10):667–710.

[2] 中华医学会皮肤性病学分会，中国医师协会皮肤科医师分会，中国中西医结合学会皮肤性病专业委员会 . 中国银屑病生物治疗专家共识 (2019)[J]. 中华皮肤科杂志 , 2019, 52(12):863–871.

[3] Reich K, Sullivan J, Arenberger P, et al. Secukinumab shows high and sustained efficacy in nail psoriasis: 2.5–year results from the randomized placebo-controlled TRANSFIGURE study[J]. Br J Dermatol, 2021, 184(3):425–436.

（宁波市第六医院　吴　昊）

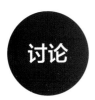

讨论 甲银屑病的生物制剂治疗

甲受累是银屑病的常见表现，孤立性甲银屑病比较少见[1]。90%的银屑病患者会出现甲银屑病终身受累[2,3]。甲银屑病的临床表现取决于甲的受累部位，全部指甲、部分手指或脚趾甲均可受累。甲基或甲床受累可导致美观问题[4]，并给患者造成严重的功能障碍和社会心理损害[2]，给患者带来重大负担。此外，甲银屑病会导致患者疼痛、日常活动受限及生活质量降低[1]。

甲银屑病往往难以治疗[5-7]，而且由于甲生长速度缓慢，治疗起效时间通常需要4~6个月，治疗1年后才会达到最好的疗效[8]。甲受累轻微时，常使用局部疗法，但其疗效有限，且极易复发[4]。常用局部治疗包括皮质类固醇、维生素D_3类似物（钙泊三醇、他卡西醇和钙三醇）、他佐罗汀、钙调磷酸酶抑制剂等[4]。基于甲的解剖结构，大多数局部药物在甲组织的渗透性有限，活性局部药物在甲、甲床或甲基质中很难达到足够浓度[9]。

在甲严重受累的情况下，传统系统治疗药物对甲损害疗效有限[4,10]。一项前瞻性研究显示，氨甲蝶呤治疗第4周平均甲银屑病严重程度指数（NAPSI）评分有所下降，而环孢素治疗第8周平均NAPSI评分才呈现下降趋势[11]。治疗24周，氨甲蝶呤组的平均NAPSI评分下降43.3%，环孢素为37.2%。一项阿维A治疗中重度甲银屑病的开放标签研究结果显示，治疗6个月，33%的患者仅轻微改善甲损害，11%的患者未改善，NAPSI评分平均降低41%[12,13]。

甲银屑病与关节损害等密切相关，应根据患者整体疾病负担来选择最佳的甲银屑病系统治疗方案[13-16]。多项研究证实，银屑病甲受累是关节病型银屑病的风险因素[15]。约50%的甲银屑病患者抱怨指间关节疼痛、僵硬或肿胀，提示为关节病型银屑病的早期阶段[7]。与传统治疗相比，生物制剂对银屑病甲损害治疗效果更加显著[17]，被推荐用于中重度甲损害、伴有皮肤和（或）关节表现及局部治疗失败的患者[8]。

TNF-α抑制剂可改善甲银屑病[18]。NAIL研究显示，依那西普治疗甲银屑病患者24周，指甲NAPSI评分显著下降[19]。临床研究显示，英夫利西单抗治疗甲银屑病患者24周，可显著改善NAPSI评分和甲基、甲床的临床表现，包括红斑、白甲病、点蚀、甲剥离、油滴变色、甲床角化过度等[20]。一项III期随机、安慰剂对照临床试验显示，阿达木单抗治疗 26 周时，总 NAPSI 改善率为 56.2%，显著高于安慰剂[21]。6.6% 的患者达到全部指甲改良的甲银屑病严重程度指数（mNAPSI）为 0，显著优于安慰剂。同时，试验中患者甲银屑病疼痛得到显著改善。

IL-12/23 抑制剂和 IL-23 抑制剂均可明显改善甲病变，但与 TNF-α 抑制剂相比并无明显优势。一项回顾性试验显示，乌司奴单抗、TNF-α 抑制剂治疗伴甲受累的银屑病患者，与基线相比，12、24 和 36 周的平均 NAPSI 评分均显著改善[22]。乌司奴单抗组 NAPSI 75 应答率与英夫利西单抗、阿达木单抗、依那西普组无显著差异[22]。Ⅲ期临床试验 VOYAGE 2 显示，古塞奇尤单抗治疗中重度银屑病患者 16 周时，患者的平均 NAPSI 改善率高于安慰剂[23]。Ⅲ期临床试验（VOYAGE 1 和 VOYAGE 2）的二次分析显示，治疗 16 周，古塞奇尤单抗组 NAPSI 平均改善率为 44.4%，显著低于阿达木单抗[24]。24 周时，古塞奇尤单抗和阿达木单抗对甲银屑病的完全清除率（NAPSI 为 0）无显著差异。

IL-17A 在银屑病发病机制中的关键作用及临床研究结果表明，IL-17A 抑制剂可显著改善甲银屑病和相关的生活质量[25]。一项针对依奇珠单抗治疗中重度银屑病患者的Ⅲ期临床试验的指甲银屑病患者亚组分析显示，依奇珠单抗在第 2 周显著改善指甲银屑病，第 12 周对平均 NAPSI 改善率显著高于安慰剂和依那西普，60 周时，平均 NAPSI 改善率为 81.8%[26]。17 项随机临床试验的网络 meta 分析显示，治疗甲银屑病 10~16 周时，IL-17A 抑制剂依奇珠单抗对 NAPSI 改善率高于乌司奴单抗、TNF-α 抑制剂和古塞奇尤单抗[27]。

《AAD-NPF 应用生物制剂治疗银屑病指南》推荐司库奇尤单抗用于治疗中重度斑块状银屑病成人患者的甲损害，推荐等级为 A[28]。对于甲银屑病，早在第 2 周，司库奇尤单抗即可起效[25]。使用司库奇尤单抗短期治疗即可明显改善甲病变，并显著改善患者生活质量。第 16 周 NAPSI 评分平均改善 45.3%，DLQI 0/1 应答率达 62.9%，提示大部分患者恢复正常工作、生活[25]。司库奇尤单抗不仅短期疗效显著，而且可维持长期改善。Ⅲb 期临床试验 TRANSFIGURE 结果显示，司库奇尤单抗治疗甲银屑病，疗效持续至 2.5 年，未观察到新的安全问题[29]。第 2.5 年，司库奇尤单抗 300 mg 组的平均 NAPSI 改善率为 73.3%[29]。

甲银屑病的治疗应综合考虑皮损严重程度、关节症状、甲损害的严重程度，以及伴随的生活质量影响。随着人们对银屑病致病机制研究的深入和越来越多的临床研究数据，生物制剂被证明有显著改善甲病变的疗效，并明显改善患者生活质量，在减轻整体疾病负担方面也具有积极作用。

参考文献

[1] Kyriakou A, Patsatsi A, Sotiriadis D. Biologic agents in nail psoriasis: efficacy data and considerations[J]. Expert Opin Biol Ther, 2013, 13(12): 1707–1714.

[2] Armstrong AW, Vender R, Kircik L. Secukinumab in the treatment of palmoplantar, nail, scalp, and pustular psoriasis[J]. J Clin Aesthet Dermatol, 2016, 9(6 Suppl 1): S12–S16.

[3] Radtke MA, Beikert FC, Augustin M. Nail psoriasis—a treatment challenge[J]. J Dtsch Dermatol Ges, 2013, 11(3):203–219; quiz 220.

[4] Bardazzi F, Starace M, Bruni F, et al. Nail psoriasis: an updated review and expert opinion on available treatments, including biologics[J]. Acta Derm Venereol, 2019, 99(6): 516–523.

[5] McGonagle D, Palmou Fontana N, Tan AL, et al. Nailing down the genetic and immunological basis for psoriatic disease[J]. Dermatology, 2010, 221 (Suppl 1): 15–22.

[6] Ventura A, Mazzeo M, Gaziano R, et al. New insight into the pathogenesis of nail psoriasis and overview of treatment strategies[J]. Drug Des Devel Ther, 2017, 11: 2527–2535.

[7] Nieradko-Iwanicka B. Nail psoriasis—what a rheumatologist should know about[J]. Reumatologia, 2017, 55(1): 44–47.

[8] 中华医学会皮肤性病学分会银屑病专业委员会. 中国银屑病诊疗指南 (2018 完整版)[J]. 中华皮肤科杂志 , 2019, 52(10):667–710.

[9] Tan ES, Chong WS, Tey HL. Nail psoriasis: a review[J]. Am J Clin Dermatol, 2012, 13(6): 375–388.

[10] Kragballe K. Management of difficult to treat locations of psoriasis. Scalp, face, flexures, palm/ soles and nails[J]. Curr Probl Dermatol, 2009, 38: 160–171.

[11] Gümüşel M, Özdemir M, Mevlitoğlu I, et al. Evaluation of the efficacy of methotrexate and cyclosporine therapies on psoriatic nails: a one-blind, randomized study[J]. J Eur Acad Dermatol Venereol, 2011, 25(9): 1080–1084.

[12] Tosti A, Ricotti C, Romanelli P, et al. Evaluation of the efficacy of acitretin therapy for nail psoriasis[J]. Arch Dermatol, 2009, 145(3): 269–271.

[13] Sarma N. Evidence and suggested therapeutic approach in psoriasis of difficult-to-treat areas: palmoplantar psoriasis, nail psoriasis, scalp psoriasis, and intertriginous psoriasis[J]. Indian J Dermatol, 2017, 62(2): 113–122.

[14] Crowley JJ, Weinberg JM, Wu JJ, et al. Treatment of nail psoriasis: best practice recommendations from the Medical Board of the National Psoriasis Foundation[J]. JAMA Dermatol, 2015, 151(1): 87–94.

[15] Busse K, Liao W. Which psoriasis patients develop psoriatic arthritis?[J]. Psoriasis Forum, 2010, 16(4): 17–25.

[16] Tan AL, Benjamin M, Toumi H, et al. The relationship between the extensor tendon enthesis and the nail in distal interphalangeal joint disease in psoriatic arthritis—a high-resolution MRI and histological study[J]. Rheumatology (Oxford), 2007, 46(2): 253–256.

[17] Sánchez-Regaña M, Sola-Ortigosa J, Alsina-Gibert M, et al. Nail psoriasis: a retrospective study on the effectiveness of systemic treatments (classical and biological therapy)[J]. J Eur Acad Dermatol Venereol, 2011, 25(5):579–586.

[18] Thomas L, Azad J, Takwale A. Management of nail psoriasis[J]. Clin Exp Dermatol, 2021, 46(1):3-8.

[19] Ortonne JP, Paul C, Berardesca E, et al. A 24-week randomized clinical trial investigating the efficacy and safety of two doses of etanercept in nail psoriasis[J]. Br J Dermatol. 2013, 168(5): 1080-1087.

[20] Rich P, Griffiths CE, Reich K, et al. Baseline nail disease in patients with moderate to severe psoriasis and response to treatment with infliximab during 1 year[J]. J Am Acad Dermatol, 2008, 58(2): 224-231.

[21] Elewski BE, Okun MM, Papp K, et al. Adalimumab for nail psoriasis: efficacy and safety from the first 26 weeks of a phase 3, randomized, placebo-controlled trial[J]. J Am Acad Dermatol, 2018, 78(1): 90-99.e1.

[22] Bardazzi F, Antonucci VA, Tengattini V, et al. A 36-week retrospective open trial comparing the efficacy of biological therapies in nail psoriasis[J]. J Dtsch Dermatol Ges, 2013, 11(11): 1065-1070.

[23] Reich K, Armstrong AW, Foley P, et al. Efficacy and safety of guselkumab, an anti-interleukin-23 monoclonal antibody, compared with adalimumab for the treatment of patients with moderate to severe psoriasis with randomized withdrawal and retreatment: results from the phase Ⅲ, double-blind, placebo-and active comparator-controlled VOYAGE 2 trial[J]. J Am Acad Dermatol, 2017, 76(3): 418-431.

[24] Foley P, Gordon K, Griffiths CEM, et al. Efficacy of guselkumab compared with adalimumab and placebo for psoriasis in specific body regions: a secondary analysis of 2 randomized clinical trials[J]. JAMA Dermatol, 2018, 154(6): 676-683.

[25] Reich K, Sullivan J, Arenberger P, et al. Effect of secukinumab on the clinical activity and disease burden of nail psoriasis: 32-week results from the randomized placebo-controlled TRANSFIGURE trial[J]. Br J Dermatol, 2019, 181(5): 954-966.

[26] van de Kerkhof P, Guenther L, Gottlieb AB, et al. Ixekizumab treatment improves fingernail psoriasis in patients with moderate-to-severe psoriasis: results from the randomized, controlled and open-label phases of UNCOVER-3[J]. J Eur Acad Dermatol Venereol, 2017, 31(3): 477-482.

[27] Szebényi J, Gede N, Hegyi P, et al. Efficacy of biologics targeting tumour necrosis factor-alpha, interleukin-17 -12/23, -23 and small molecules targeting JAK and PDE4 in the treatment of nail psoriasis: a network meta-analysis[J]. Acta Derm Venereol, 2020, 100(18): adv00318.

[28] Menter A, Strober BE, Kaplan DH, et al. Joint AAD-NPF guidelines of care for the management and treatment of psoriasis with biologics[J]. J Am Acad Dermatol, 2019, 80(4): 1029-1072.

[29] Reich K, Sullivan J, Arenberger P, et al. Secukinumab shows high and sustained efficacy in nail psoriasis: 2.5-year results from the randomized placebo-controlled TRANSFIGURE study[J]. Br J Dermatol, 2021, 184(3):425-436.

第 3 部分

关节病型银屑病的生物制剂治疗

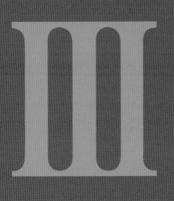

第 8 章　关节病型银屑病

第8章 关节病型银屑病

病例 1 关节病型银屑病 1 例

临床资料

基本情况 男性，46 岁，体重 75 kg。

主 诉 全身红皮泛发合并关节炎 7 年。

现病史 无明显诱因背部散发红斑丘疹，时有反复，逐渐蔓延全身。患者长期使用神农百草膏，但效果一般，停药 3 周全身加重，脱屑明显，皮肤变薄，下肢轻度水肿，伴有瘙痒。之后使用过卡泊三醇、氨甲蝶呤，效果不佳，入院治疗。

既往治疗 氨甲蝶呤口服，每周 10 mg，治疗 1 个月，疗效不佳。

皮肤检查

- 患者皮损主要分布于胸部、背部、四肢。
- 患病体表面积（BSA）：38%。
- 银屑病皮损面积和严重程度指数（PASI）评分：28 分。

实验室及影像学检查

- 血常规：白细胞计数上升，血红蛋白减少。
- 血沉：上升。
- 肝功能：正常。
- 肾功能：正常。
- T-SPOT 检测：（－）。

· HBV 检测：HBsAg（-），HBsAb（±），HBeAg（-），HBeAb（-），HBcAb（+）。提示患者既往感染 HBV，但已恢复，对 HBV 感染具有免疫力。

· HCV 检测：（-）。

· HIV 检测：（-）。

· 胸部 CT：右上肺陈旧性结核；T_7 椎体压缩性病变。

诊　断　重度关节病型银屑病。

诊疗思维

　　患者伴有关节疼痛，传统系统治疗效果不佳，停药后病情反复、加重。治疗前患者 CT 检查显示既往陈旧性结核，经抗结核治疗后已治愈。筛查和排除其他禁忌证后，可选择能快速清除皮损、改善关节症状的生物制剂。

　　IL-17A 是银屑病和关节病型银屑病炎症发病的关键细胞因子，能促进角质形成细胞和滑膜成纤维细胞的增殖和血管生成，以及软骨细胞和破骨细胞的活化；刺激促炎细胞因子和基质金属蛋白酶的产生，导致软骨降解、骨侵蚀和关节损伤。IL-17A 抑制剂司库奇尤单抗具有快速清除皮损，同时改善关节症状的特点，安全性较高，因此考虑选择司库奇尤单抗 300 mg 的治疗方案。

治　疗　给予患者司库奇尤单抗 300 mg 皮下注射，前 5 周（0，1，2，3，4 周）每周 1 次，之后每月 1 次。密切观察其病情变化及不良反应。

治疗效果及随访

· 治疗 1 周后患者的 PASI 评分降至 15 分，治疗 13 周后降至 2 分，达到 PASI 90（图 8.1）。

· 患者皮损变化情况见图 8.2。

· 首次用药开始，每 2 个月检查血常规、肝肾功能、血脂八项、心功酶等常规项目，每 3 个月检查乙肝、结核等指标。未见异常变化。

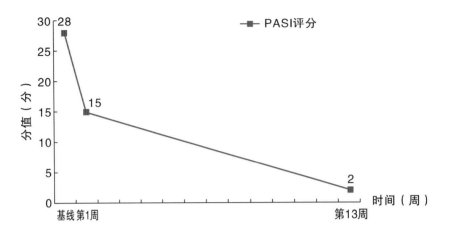

图 8.1 患者 PASI 变化曲线

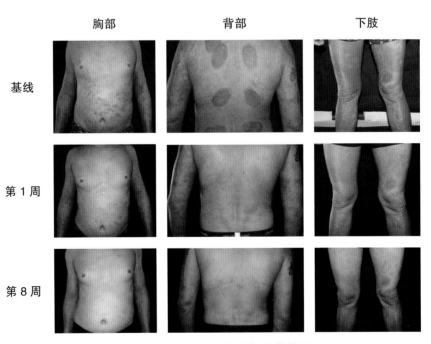

图 8.2 患者皮损变化情况

治疗体会

本病例中，男性患者全身红皮泛发，并且伴有关节疼痛，病情较重，严重影响其社交、工作及生活，患者迫切需要同时改善皮疹和关节症状。司库奇尤单抗Ⅲ期研究结果显示，300 mg 剂量治疗关节病型银屑病 16 周，ACR20 应答率为62.6%；治疗 24 周，与安慰剂组相比，司库奇尤单抗组放射学进展受到显著抑制，司库奇尤单抗明显抑制关节结构损伤[1]。多项临床研究汇总结果显示，司库奇尤单抗结核不增加结核再激活风险[2]。

患者 CT 检查显示既往陈旧性结核，经抗结核治疗后已治愈。综合考虑患者的关节症状、治疗需求和经济条件，选择司库奇尤单抗 300 mg 进行治疗，结果显示，治疗 1 周后 PASI 评分降至 15 分，治疗 13 周后降至 2 分，患者满意度达到 10 分。治疗过程中未见乙肝、结核再激活，安全性良好。

参考文献

[1] Mease P, van der Heijde D, Landewé R, et al. Secukinumab improves active psoriatic arthritis symptoms and inhibits radiographic progression: primary results from the randomised, double-blind, phase III FUTURE 5 study[J]. Ann Rheum Dis, 2018, 77(6):890–897.

[2] Elewski BE, Baddley JW, Deodhar AA, et al. Association of secukinumab treatment with tuberculosis reactivation in patients with psoriasis, psoriatic arthritis, or ankylosing spondylitis[J]. JAMA Dermatol, 2021, 157(1):43–51.

（广东省中医院　陈信生）

关节病型银屑病 1 例

临床资料

基本情况　男性，30 岁，体重 60 kg。

主　诉　全身发丘疹、斑块、鳞屑 10 年，关节痛 2 年。

现病史　斑块状银屑病病史 10 年，病情时好时坏，反复发作。2014 年开始出现右手拇指关节肿痛的症状，2020 年 7 月全身皮损加重。全身见散发大小不一红色斑块、鳞屑，伴右手中指关节肿痛，右腿膝关节肿痛。

既往史　无乙肝、结核病等病史；无银屑病家族史。

既往治疗　每年住院 1 个月进行药浴、光疗、煤焦油封包。

皮肤检查

- ·患者皮损主要分布于腹部、背部、下肢、手指。
- ·患病体表面积（BSA）：30%。
- ·银屑病皮损面积和严重程度指数（PASI）评分：16.5 分。
- ·皮肤病生活质量指数（DLQI）评分：14 分。

实验室及影像学检查

- ·血常规：正常。
- ·肝功能：正常。
- ·肾功能：正常。
- ·HBV 检测：HBsAg（–），HBsAb（–），HBeAg（–），HBeAb（–），HBcAb（–）。
- ·结核检测：（–）。
- ·胸部 CT：正常。

诊　断　中重度关节病型银屑病。

诊疗思维

患者伴有手指关节和膝关节肿痛，既往传统系统治疗和局部治疗疗效不佳，反复发作，因皮损加重来就诊。患者急需能快速清除皮损且可明显改善关节症状和生活质量的治疗方案。经筛查和排除禁忌证后，选择 IL-17A 抑制剂。

IL-17A 是银屑病和关节病型银屑病炎症发病的关键细胞因子，可导致软骨降解、骨侵蚀和关节损伤，尽早使用 IL-17A 抑制剂可延缓关节进行性损害。因此，考虑选择 IL-17A 抑制剂司库奇尤单抗 300 mg 的治疗方案。

治　疗　给予患者司库奇尤单抗 300 mg 皮下注射，前 5 周（0、1、2、3、4 周）每周 1 次，随后维持该治疗。密切观察其病情变化及不良反应。

治疗效果及随访

· 治疗 4 周时，患者的 PASI 评分下降至 3.3 分，达到 PASI 75；DLQI 评分下降至 2 分。复查实验室及影像学检查结果正常。

· 患者皮损变化情况见图 8.3。

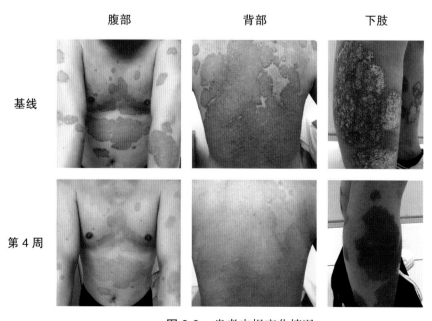

图 8.3　患者皮损变化情况

治疗体会

　　本病例中，患者银屑病反复发作，既往传统治疗疗效不佳，并且伴发手指关节和膝关节肿痛。《中国银屑病诊疗指南（2018 完整版）》指出，银屑病受累关节可表现为肿胀、疼痛、晨僵及关节活动受限等，严重者呈进行性进展。病程迁延，易复发，晚期可出现关节强直，导致残疾[1]。IL-17A 是银屑病和关节病型银屑病炎症过程中的关键细胞因子，尽早使用 IL-17A 抑制剂可延缓关节进行性损害。一项前瞻性、开放标签研究显示，中重度银屑病患者使用 300 mg 司库奇尤单抗 24 周，皮损几乎完全清除，关节炎症和肿痛明显改善，骨损害无明显进展，患者生活质量显著改善[2]。

　　综合考虑患者的关节症状和治疗需求，本病例选择司库奇尤单抗 300 mg 进行治疗，结果显示，治疗 4 周后患者的 PASI 评分降至 3.3 分，DLQI 评分降至 2 分、关节肿痛明显改善。复查实验室及影像学检查结果正常。

参考文献

[1] 中华医学会皮肤性病学分会银屑病专业委员会 . 中国银屑病诊疗指南 (2018 完整版)[J]. 中华皮肤科杂志 , 2019, 52(10):667-710.

[2] Kampylafka E, Simon D, d'Oliveira I, et al. Disease interception with interleukin-17 inhibition in high-risk psoriasis patients with subclinical joint inflammation-data from the prospective IVEPSA study[J]. Arthritis Res Ther, 2019, 21(1):178.

（华中科技大学同济医学院附属同济医院　陈　岚）

病例 3   关节病型银屑病 1 例

临床资料

基本信息   女性，60 岁。

主 诉   全身斑块、鳞屑，关节疼痛 17 年。

现病史   慢性病程，长期口服激素治疗，效果不佳。半年前开始出现全身皮肤红肿较前加重，全身疼痛，活动严重受限。

既往史   既往体健，无特殊个人史、家族史。

既往治疗   慢性病程，长期不规律口服激素治疗（具体剂量不详），效果不佳。

皮肤检查

- 患者皮损主要分布于双手足掌跖、面部、下肢。
- 患病体表面积（BSA）：90%。
- 银屑病皮损面积和严重程度指数（PASI）评分：28.3 分。
- 银屑病流行病学筛查工具（PEST）评分：5 分。
- 银屑病关节炎分类诊断标准（CASPAR）评分：6 分。
- 疾病活动程度评分（ACR）：详见表 8.1。

表 8.1   疾病活动程度评分

评估项目	结果
压痛关节数（TJC）	28 ↑
肿胀关节数（SJC）	26 ↑
患者疼痛评估	8 分
患者对疾病活动度的总体评价	90 分（重度）
医生对疾病活动度的总体评价	90 分（重度）
患者对身体功能的评价	23 分
急性期炎症反应水平	CRP 208.00 mg/L ↑

实验室及影像学检查

· 血常规：白细胞计数↑ 17.59×10^9/L，血红蛋白含量 72 g/L，血小板计数↑ 471×10^9/L，中性粒细胞数↑ 16.37×10^9/L。

· 炎性指标：降钙素原↑ 0.11 ng/mL、C 反应蛋白（CRP）↑ 208.00 mg/L、血沉（ESR）120 mm/h。

· 乙肝抗体、丙肝抗体、艾滋抗体、梅毒检查：（–）。

· 人类白细胞抗原 –B27（HLA-B27）：（+）；类风湿因子（RF）（–）。

· 抗 β2- 糖蛋白 1 组合：抗 β2- 糖蛋白 1 抗体↑ 38.8 RU/mL，抗 β2- 糖蛋白 1–IgA 抗体↑ 41.61 RU/mL。

· X 线片：双手腕骨、尺桡骨、掌骨基底部、指间关节等诸骨破坏、正常形态消失，骨质见多发片状低密度影，部分关节关系失常，双侧尺桡骨下段骨质侵蚀。

· 骶髂关节 MRI 平扫：骶髂关节结构显示不清；右侧股骨头及髋臼内见多发小斑片结节状长 T1、长 T2 信号影，边界尚清。右髋关节所见考虑退行性改变。

· 关节彩超：双侧膝关节重度滑膜炎、骨质破坏，双侧膝关节多发性附着点炎性改变伴骨质破坏。

诊　断　关节型银屑病。

诊疗思维

　　患者经传统治疗后皮损和关节症状改善效果不佳，治疗前筛查排除生物制剂禁忌证，予生物制剂治疗快速缓解皮损及关节疼痛。

治　疗　予以乐松 60mg、MTX 10mg，每天 1 次。患者皮损、关节疼痛仍然明显。排除禁忌证后，给予患者司库奇尤单抗 150 mg 皮下注射，前 5 周（0，1，2，3，4 周）每周 1 次，之后每月 1 次。

治疗效果及随访

· 治疗 1 周后，患者皮肤、关节症状明显改善；治疗 2 周后可步行出院，达到 ACR 20。

· 治疗效果对比详见表 8.2。

· 患者皮损变化见图 8.4。

表 8.2 治疗效果对比

项目	指标	结果	
		入院时	治疗后 2 周
皮肤评分	PASI	28.3 分	20 分
	BSA	90%	60%
筛查评分	PEST 评分	5 分	–
诊断评分	CASPAR	6 分	–
ACR	严重程度评分	重度	重度
	压痛关节数（TJC）	28 个	20 个
	肿胀关节数（SJC）	26 个	20 个
	患者疼痛评估	8 分	5 分
	患者对疾病活动度的总体评价	90 分（重度）	30 分（中度）
	医生对疾病活动度的总体评价	90 分（重度）	70 分（重度）
	患者对身体功能的评价	23 分	15 分
	急性期炎症反应水平	CRP 208.00 mg/L ↑	79.90 mg/L ↑

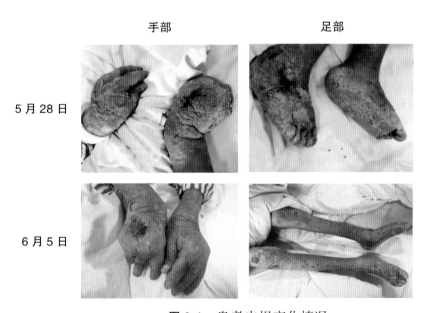

图 8.4 患者皮损变化情况

治疗体会

本病例中，患者有长达 17 年的疾病病史，长期卧病在床，基本丧失正常的生活能力。患者所在地区为偏远小岛，医疗资源落后，长期自行不规律口服小剂量激素止痛治疗。入院后予传统治疗后患者皮损和关节疼痛症状缓解不明显。考虑患者快速起效的需求及长期治疗的依从性，排除禁忌证后予该患者司库奇尤单抗治疗。IL-17A 抑制剂能够同时缓解关节和皮肤的炎症，可以作为关节病型银屑病的治疗选择。

（福建医科大学附属第一医院　纪　超）

病例 4 **关节病型银屑病 1 例**

临床资料

基本情况 男性，64 岁。

主诉 全身斑块、鳞屑 5 年，关节僵硬 2 年，加重 10 d。

现病史 银屑病病史 10 年，不规律传统药物治疗，皮疹反复。2 年前出现关节僵硬、肿胀、疼痛，未重视，未治疗。10 d 前躯干、四肢出现红斑、斑块，上覆片状鳞屑，伴瘙痒、疼痛。

既往史 既往体健，无特殊个人史、家族史。

既往治疗 不规律口服非甾体类药物止痛，外用糖皮质激素软膏抗炎，TNF-α 标准方案治疗 3 个月。

皮肤检查

- 患者皮损主要分布于四肢、手足。
- 患病体表面积（BSA）：12%。
- 银屑病皮损面积和严重程度指数（PASI）评分：15.9 分。
- 皮肤病生活质量评分（DLQI）：15 分。
- 银屑病流行病学筛查工具（PEST）评分：5 分。
- 银屑病关节炎分类诊断标准（CASPAR）评分：6 分。
- 银屑病关节炎疾病活动程度评分：详见表 8.3。

实验室及影像学检查

- 血常规：红细胞计数 ↓ 3.96×10^{12} /L，血红蛋白含量 ↓ 116 g/L。
- 肝功能：ALT 86 U/L；AST 77 U/L；总胆红素正常；碱性磷酸酶正常。
- 炎性指标：PCT、ESR 正常；CRP ↑ 149.00 mg/L。
- RF/HLA-B27：（−）。
- HBV 检测：HBsAg（−），HBsAb（−），HBeAg（−），HBeAb（−），HBcAb（−）。

表 8.3　银屑病关节炎疾病活动程度评分

指标	结果
压痛关节数（TJC）	28 个
肿胀关节数（SJC）	26 个
患者疼痛评估	8 分
患者对疾病活动度的总体评价	80 分（重度）
医生对疾病活动度的总体评价	90 分（重度）
患者对身体功能的评价	23 分
急性期炎症反应水平	CRP 149　mg/L ↑

· HCV 检测：（﹣）。

· HIV 检测（TPPA+TRUST）：（﹣）。

· PPD 检测：<5 mm。

· T-SPOT：（﹣）。

· 心脏彩超及全腹彩超：脂肪肝，主动脉硬化。

· 胸部 CT：①双肺上叶及右肺中叶多发结节，较前相仿，考虑良性结节；双侧胸腔少量积液；左肺下叶含气囊腔；双侧腋窝多发淋巴结，部分肿大。②双手腕骨、尺桡骨、掌骨基底部、指间关节等诸骨破坏、正常形态消失，骨质见多发片状低密度影，部分关节关系失常，双侧尺桡骨下段骨质侵蚀。③右侧第 2 近侧指间关节（PIP）、远侧指间关节（DIP）及左侧 1~5 DIP、PIP 关节间隙狭窄，轻度滑膜炎；其余双侧掌指关节、部分指间关节退行性变。

诊　断　关节病型银屑病。

诊疗思维

　　排除相关禁忌证，予患者 TNF-α 抑制剂标准方案治疗 3 个月后，患者仍感关节疼痛无法耐受。应考虑换用另一种生物制剂或联合小分子口服药物。

　　小分子口服药物感染风险较大，且对患者皮肤症状疗效可能不佳。患者合并有主动脉硬化和脂肪肝，乌司奴单抗可增加心血管高危患者严重心血管事件风险，故排除。有研究显示，TNF-α 抑制剂有导致患者肝酶升高的风险，而司库奇尤单抗治疗 52 周不影响患者肝酶水平，遂予司库奇尤单抗治疗。

治 疗 给予患者司库奇尤单抗 300 mg 皮下注射，前 5 周（0，1，2，3，4 周）每周 1 次，之后每月 1 次。密切观察其病情变化及不良反应。

治疗效果及随访

· 治疗 4 周后患者的 PASI 评分降为 2.4 分，达到 PASI 75；腿部皮损基本消退，皮损颜色呈暗红色（图 8.5）。DLQI 评分降低 4 分，患者生活质量明显改善。

· 对疾病活动度和治疗反应的评估发现，经过司库奇尤单抗治疗 4 周，TJC、SJC、患者疼痛评估等明显改善，达到 ACR 20 应答（表 8.4）。

· 从首次用药开始，每 1~3 个月检查患者血常规、肝 / 肾功能、血脂八项、心功酶等常规项目，以及乙肝、结核等指标。患者各项指标未见明显异常变化。

表 8.4 疾病活动度和治疗反应评估

项目	指标	结果	
		入院时	治疗 1 个月后
皮肤评分	PASI 评分	15.9 分	2.4 分
	BSA	12%	5%
	NAPSI	8 分	8 分
	PPPASI	19.4 分	12 分
	DLQI 评分	15 分	10 分
筛查评分	PEST 评分	5 分	–
诊断评分	CASPAR	6 分	–
严重程度评分		重度	重度
疾病活动程度评分（ACR）	TJC	28 个	20 个
	SJC	26 个	20 个
	患者疼痛评估	8 分	5 分
	患者对疾病活动度的总体评价	80 分（重度）	30 分（中度）
	医生对疾病活动度的总体评价	90 分（重度）	70 分（重度）
	患者对身体功能的评价	23 分	15 分
	急性期炎症反应水平	CRP 149 mg/L ↑	79.90 mg/L ↑

下肢　　　　　下肢　　　　　手部

入院

治疗 1 个月

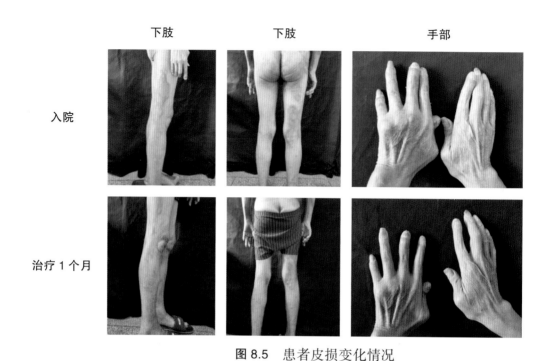

图 8.5　患者皮损变化情况

治疗体会

　　患者银屑病病史长达 10 年，既往不规律传统药物治疗，皮疹反复。2 年前出现关节僵硬、肿胀、疼痛，未重视，未治疗。经诊断为关节病型银屑病。对于关节病型银屑病应贯彻早期治疗、达标治疗和分层治疗的治疗策略。早期治疗要求早诊断、早治疗，以控制症状体征、防止结构性损伤、提高患者生活质量；达标治疗要求尽快实现目标并进行长期维持；分层治疗要求针对不同类型患者进行个体化分层治疗[1]。《2018 年 ACR/NPF 银屑病关节炎治疗指南》中提出活动性的初治银屑病关节炎患者，初始治疗即应该给予强有力的抗炎措施如生物制剂，而不局限于先用传统抗风湿药（DMARD），待无效再考虑生物制剂[2]。此外，该患者病程较长，症状也较重，严重影响患者生活质量。既往使用局部外用药不足以控制疾病的发展，另外患者因传统系统治疗的无法耐受而停药，因此患者应使用生物制剂。

　　《BAD 银屑病生物治疗指南 (2020 年)》指出，对于银屑病关节炎患者应优先使用 TNF-α 或 IL–17 抑制剂类生物制剂[3]。因此考虑使用 TNF-α 抑制剂对患者进行治疗。然而排除相关禁忌证，予 TNF-α 抑制剂标准方案治疗 3 个月后，患者仍感关节疼痛无法耐受。《中国关节病型银屑病诊疗共识（2020）》指出，应用 1 种 TNF-α 抑制剂 3~6 个月疗效未达标者，应考虑换用另一种 TNF-α 抑制剂，或换用 IL-17A 抑制剂、IL-12/23 抑制剂，或联合小分子口服药物[1]。

司库奇尤单抗是靶向 IL-17A 的全人源 IgG1k 单克隆抗体，对银屑病关节炎外周关节和中轴关节受累均有效，可以有效抑制关节损伤的进展；且对银屑病关节炎皮损的疗效要优于 TNF-α 抑制剂[1]。国外Ⅲ期临床研究结果显示，治疗 24 周后，75 mg、150 mg 和 300 mg 剂量组中分别有 29%、54% 和 51% 的患者达到美国风湿病学会定义的 20% 改善（ACR 20）[4]；至 104 周时，仍有 50.3% ~ 69.4% 的患者达到并维持 ACR 20，28.2% ~ 50.6% 的患者达到并维持 ACR 50[5]。最常见的不良事件是上呼吸道感染和鼻咽炎，严重不良事件发生率低，与安慰剂组相似[4]。

综上，对于重度关节病型银屑病患者，因尽早启用生物制剂治疗。司库奇尤单抗在银屑病关节炎中具有良好的疗效和安全性，对于符合使用条件的患者应积极使用。

参考文献

[1] 《中国关节病型银屑病诊疗共识（2020）》编写委员会专家组 . 中国关节病型银屑病诊疗共识（2020）[J] . 中华皮肤科杂志 ,2020,53 (8): 585-595.

[2] Singh JA, Guyatt G, Ogdie A, et al. 2018 American College of Rheumatology/National Psoriasis Foundation Guideline for the treatment of psoriatic arthritis. Arthritis Rheumatol, 2019,71(1):5-32.

[3] Smith CH, Yiu ZZN, Bale T, et al. British Association of Dermatologists guidelines for biologic therapy for psoriasis 2020: a rapid update. Br J Dermatol, 2020,183(4):628-637.

[4] McInnes IB, Mease PJ, Kirkham B, et al. Secukinumab, a human anti-interleukin-17A monoclonal antibody, in patients with psoriatic arthritis (FUTURE 2): a randomised, double-blind, placebo-controlled, phase 3 trial. Lancet, 2015, 386(9999):1137-1146.

[5] McInnes IB, Mease PJ, Ritchlin CT, et al. Secukinumab sustains improvement in signs and symptoms of psoriatic arthritis: 2 year results from the phase 3 FUTURE 2 study. Rheumatology (Oxford), 2017, 56(11):1993-2003

（沈阳市第七人民医院　李上云）

第 4 部分

红皮病型银屑病的生物
制剂治疗

第 9 章　　红皮病型银屑病

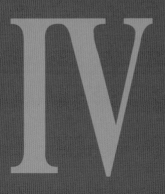

第9章 红皮病型银屑病

病例 1 红皮病型银屑病 1 例

临床资料

基本情况 男性，40岁，体重 80 kg。

主 诉 全身反复鳞屑性斑块、丘疹 10 年，四肢关节肿痛 5 年。

现病史 斑块状银屑病，病史 10 余年。5 年前双踝、双膝、双髋多处出现关节肿痛症状，皮损遍及全身。1 年前病情加重，头皮、躯干、四肢见广泛分布的红色斑块，大部分皮损融合成片、颜色潮红，表面覆盖银白色厚层鳞屑，未见脓疱，出现束状发。

既往史 无乙肝、结核病等传染病病史；高尿酸血症病史数年；有银屑病家族史：父亲患银屑病。

既往治疗 患者于 10 年前诊断为银屑病，接受消银颗粒等药物治疗，易反复。曾口服阿维 A 治疗，疗效不佳，且出现颅内压增高等不良反应，故停用。5 年前开始出现关节肿痛，自服止痛药对症处理。1 年前，曾采用氨甲蝶呤 3 个月（每周 15 mg）和中药治疗，疗效不佳。

皮肤检查
- 患者皮损主要分布于头皮、躯干、四肢。
- 患病体表面积（BSA）：90%。
- 银屑病皮损面积和严重程度指数（PASI）评分：69.8 分。

· 皮肤病生活质量指数（DLQI）评分：26分。

实验室及影像学检查

· 血常规：白细胞计数升高，中性粒细胞升高，单核细胞升高，血小板升高。
· 血生化：尿素下降，尿酸升高，球蛋白升高，高密度脂蛋白下降。
· 肝功能：无异常。
· 血糖：无异常。
· HBV检测：HBsAg（−），HBsAb（−），HBeAg（−），HBeAb（−），HBcAb（−）。
· 结核检测：（−）。
· 胸部CT：正常。

诊　断　重度红皮病型银屑病。

诊疗思维

　　皮损累及患者全身，症状严重，并且严重影响患者生活质量。生物制剂治疗前筛查排除禁忌证，故考虑选择可快速、明显改善全身红皮症状和关节症状的生物制剂，以满足患者需求。

　　IL-17A抑制剂在红皮病型银屑病患者中可发挥快速改善皮损的作用，明显改善患者生活质量，安全性良好，考虑到患者银屑病严重程度和治疗需求，因此考虑司库奇尤单抗300 mg治疗方案。

治　疗　给予患者司库奇尤单抗300 mg皮下注射，前5周（0、1、2、3、4周）每周1次，随后维持该治疗。密切观察其病情变化及不良反应。

治疗效果及随访

· 治疗1周，患者的PASI评分下降至6.5分，达到PASI 90，皮损几乎完全清除。
· 治疗1周，患者的DLQI评分由26分下降至5分，生活质量大幅改善。
· 患者皮损变化情况见图9.1，治疗前后疗效对比见图9.2。
· 首次用药开始，每2个月检查血常规、肝肾功能、血脂八项、心功酶等常规项目，每3个月检查乙肝、结核等指标。患者肝功能、电解质等指标无明显异常。

面部   腹部   背部

基线

第 3 天

第 1 周

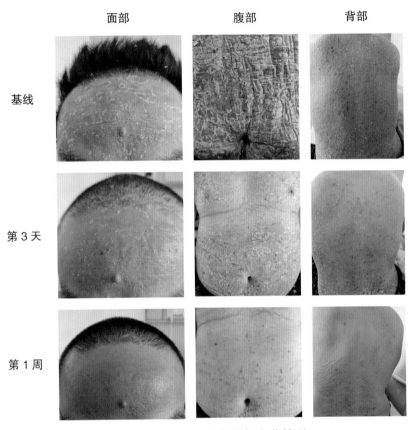

图 9.1 患者皮损变化情况

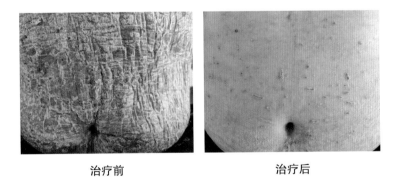

治疗前   治疗后

图 9.2 治疗前后疗效对比

治疗体会 ━━━━━━━━━━━━━

本病例患者为重度红皮病型银屑病，全身皮损爆发，病情严重，累及多处关节，伴随关节肿痛症状，生活质量严重受损；既往使用传统治疗疗效不佳，并且出现不良反应。患者迫切需要改善皮损症状，回归正常生活、工作。

尽管传统系统治疗药物阿维 A、环孢素和氨甲蝶呤对红皮病型银屑病患者有疗效，但常出现治疗失败或不耐受[1]。研究表明，中国红皮病型银屑病患者血清 IL-17A 显著高于健康人群[2]。红皮病型银屑病患者的临床实践发现，司库奇尤单抗治疗第 4 周，60% 的患者达到 PASI 75，第 16 周 80% 的患者完全清除皮损，并且 DLQI 明显改善[3]。综合考虑患者的病情和治疗需求，本病例选择司库奇尤单抗 300 mg 进行治疗，结果显示，治疗 1 周后 PASI 评分降至 6.5 分，DLQI 评分降至 5 分，达到快速、显著清除皮损的疗效，且患者生活质量明显改善，随访监测未见不良反应。

参考文献

[1] 中华医学会皮肤性病学分会银屑病专业委员会. 中国银屑病诊疗指南 (2018 完整版)[J]. 中华皮肤科杂志 , 2019, 52(10):667–710.

[2] Wang H, Wang S, Li L, et al. Involvement of the cytokine TWEAK in the pathogenesis of psoriasis vulgaris, pustular psoriasis, and erythrodermic psoriasis[J]. Cytokine, 2021, 138:155391.

[3] Mateu-Puchades A, Santos-Alarcón S, Martorell-Calatayud A, et al. Erythrodermic psoriasis and secukinumab: our clinical experience[J]. Dermatol Ther, 2018, 31(4):e12607.

（华中科技大学同济医学院附属同济医院　陈　岚）

红皮病型银屑病 1 例

临床资料

基本情况 男性，29 岁，体重 80 kg。

主　诉 全身红皮泛发 10 年，停药复发后加重。

现病史 口服阿维 A、氨甲蝶呤，病情加重后停药；外用卡泊三醇等，控制不理想，皮疹时有加重，冬重夏轻。全身散在红斑、丘疹、斑片，阵发性瘙痒，指间呈顶针样变，掌指关节轻微疼痛。

既往治疗 氨甲蝶呤每周 5 mg，治疗 12 个月，未达到 PASI 75。

皮肤检查

· 患者皮损主要分布于胸部、背部、上肢、下肢、甲。

· 患病体表面积（BSA）：40%。

· 银屑病皮损面积和严重程度指数（PASI）评分：30 分。

实验室及影像学检查

· 血常规：正常。

· 肝功能：正常。

· 肾功能：正常。

· T-SPOT 检测：（－）。

· HBV 检测：HBsAg（－），HBsAb（＋），HBeAg（－），HBeAb（－），HBcAb（－）。说明患者已对 HBV 感染有免疫力（接种过乙肝疫苗或感染后已恢复）。

· HCV 检测：（－）。

· 胸部 CT：心肺未见病变。

诊　断 重度红皮病型银屑病。

诊疗思维

　　患者皮损面积大，经传统系统治疗疗效不佳，病情不断加重，故考虑可明显改善全身红皮症状的生物制剂进行积极治疗，以应对患者减少瘙痒、缓解疼痛或灼烧感的需求。

　　司库奇尤单抗具有起效快、安全性较高的优势，考虑到患者红皮病型银屑病的治疗需求和司库奇尤单抗既往使用经验，治疗前筛查排除禁忌证，选择司库奇尤单抗300 mg的治疗方案。

治　疗　给予患者司库奇尤单抗300 mg皮下注射，前5周（0，1，2，3，4周）每周1次，之后每月1次。密切观察其病情变化及不良反应。

治疗效果及随访

　　·治疗8 d后患者的PASI评分降至20分，治疗90 d后降至1分，达到PASI 90，治疗120 d后降至0分，达到PASI 100，皮损完全清除（图9.3）。

　　·患者皮损变化情况见图9.4。

　　·首次用药开始，每2个月检查血常规、肝肾功能、血脂八项、心功酶等常规项目，每3个月检查乙肝、结核等指标。从治疗到目前，患者各项指标正常。

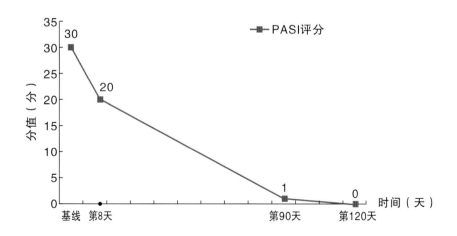

图9.3　患者PASI变化曲线

	胸部	背部	下肢	手部
基线				
第8天				
第90天				
第120天				

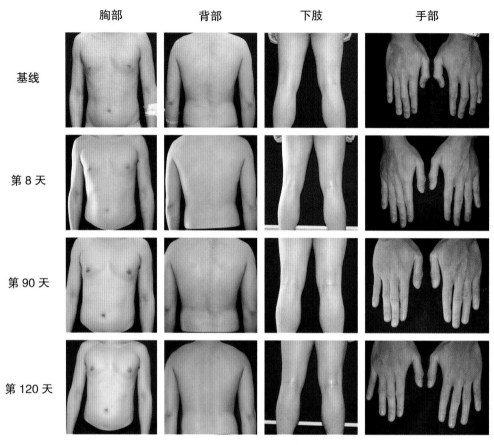

图 9.4　患者皮损变化情况

治疗体会

　　本病例中，年轻男性患者为红皮病型银屑病，全身皮损爆发，病情严重，累及指甲，既往使用传统治疗效果不佳，复发后病情加重，迫切需要改善皮损症状，回归正常生活、工作。

　　传统系统治疗药物，如氨甲蝶呤、阿维A和环孢素，在控制红皮病型银屑病方面具有一定疗效，但疗效有限，且停药后常复发[1]。《中国银屑病诊疗指南（2018完整版）》[2]和《中国银屑病生物治疗专家共识（2019）》[3]均指出，红皮病型银屑病尚未被批准为生物治疗的适应证，但可根据患者的具体情况进行综合评估，适当地使用生物制剂治疗。一项回顾性研究显示，司库奇尤单抗治疗红皮病型银屑病的缓解率为76.9%，中位清除时间为3周，患者达到PASI 90，并在 52 周随访中未发现复发[4]。因此，综合考虑患者的病情、治疗目标和经济条件，本病例选择司库奇尤单抗 300 mg 进行治疗，结果显示，治疗 1 周后 PASI 评分降至 20 分，皮损明显改善，治疗 90 d 后皮损几乎完全清除，治疗 120 d 后，PASI 评分降至 0 分，皮损完全清除，患者满意度达到 10 分。治疗期间未见不良反应，安全性良好。

参考文献

[1] Shao S, Wang G, Maverakis E, et al. Targeted treatment for erythrodermic psoriasis: rationale and recent advances[J]. Drugs, 2020, 80(6):525–534.

[2] 中华医学会皮肤性病学分会银屑病专业委员会 . 中国银屑病诊疗指南 (2018 完整版)[J]. 中华皮肤科杂志 , 2019, 52(10):667–710.

[3] 中华医学会皮肤性病学分会，中国医师协会皮肤科医师分会，中国中西医结合学会皮肤性病专业委员会 . 中国银屑病生物治疗专家共识 (2019)[J]. 中华皮肤科杂志 , 2019, 52(12):863–871.

[4] Damiani G, Pacifico A, Russo F, et al. Use of secukinumab in a cohort of erythrodermic psoriatic patients: a pilot study[J]. J Clin Med, 2019, 8(6):770.

（广东省中医院　陈信生）

病例 3 红皮病型银屑病 1 例

临床资料

基本情况　男性，29 岁，体重 88 kg。

主　诉　全身反复红斑、鳞屑 11 年。

现病史　17 年前患者头皮、后背无明显诱因出现红斑，伴脱屑，在当地某医院就诊，诊断为银屑病。2012 年皮损泛发全身，间断接受糖皮质激素口服及外用治疗，2018 年皮损加重，诊断为红皮病型银屑病，先后予以环孢素 A、阿维 A、氨甲蝶呤口服治疗，但控制不理想。2019 年 5 月，患者使用环孢素 A（150 mg/d）联合氨甲蝶呤（每周 12.5 mg）治疗，皮损消退不显著，遂来我院就诊，自诉无关节肿痛。

既往史　否认肝炎、结核病史。

既往治疗　17 年前诊断为银屑病，予以口服治疗数月（具体不详），病情无明显好转，予以中药治疗半年后，出现好转，但反复发作。曾接受糖皮质激素间断口服及外用治疗，病情反复发作；环孢素、阿维 A、氨甲蝶呤治疗 1 年，疗效不佳。

皮肤检查

· 患者皮损主要分布于面部、躯干和四肢。全身大片红斑、斑丘疹，表面细碎脱屑。腹部、侧胸部、四肢近端较多条状萎缩纹。

· 患病体表面积（BSA）：78%。

· 皮肤病生活质量指数（DLQI）评分：10 分。

实验室及影像学检查

· 血常规：正常。

· 肝功能：正常。

· 血糖：升高（7.75 mmol/L）。

· 糖化血红蛋白：升高（8.70%）。

· 肾功能：尿酸升高（473 μmol/L）。

· 甲功三项：（-）。

· T-SPOT 检测：（ – ）。

· HBV 检测：HBsAg（ – ），HBsAb（ – ），HBeAg（ – ），HBeAb（ – ），HBcAb（ – ）。

· HCV 检测：（ – ）。

· HIV 检查：（ – ）。

· 胸部 CT：脂肪肝改变。

· 腹部 B 超：脂肪肝。

· 头颅 MRI：正常。

诊　断　红皮病型银屑病；皮肤萎缩纹；高血压3级，很高危；高血糖；脂肪肝。

诊疗思维

　　患者自青少年时期发病，病程长达17年，既往口服环孢素、阿维A、氨甲蝶呤，无明显好转；使用中药和糖皮质激素治疗，无法清除皮损，仍反复发作，且呈加重趋势，出现了多种药物治疗相关的合并疾病，故考虑生物制剂治疗。

　　基于司库奇尤单抗在临床实践中表现出的快速、显著清除皮损疗效，治疗前筛查排除结核、乙肝等禁忌证，经充分评估并与患者沟通，选择司库奇尤单抗 300 mg 进行治疗。

治　疗　给予患者司库奇尤单抗 300 mg 皮下注射，前5周（0，1，2，3，4周）每周1次，司库奇尤单抗治疗之初即停用环孢素 A 胶囊，1个月后减停氨甲蝶呤，之后每月1次司库奇尤单抗 300 mg 单药治疗。密切观察患者病情变化及不良反应。

治疗效果及随访

· 治疗 60 d 后，患者的 BSA 降至 10.1%，皮损明显改善。

· 治疗 60 d 后患者的 DLQI 评分由 10 分降至 0 分，生活质量完全不受影响。

· 患者皮损变化情况见图 9.5。

· 自首次用药开始，用药后第2、第4个月检查血常规、肝肾功能等常规项目。第2个月患者的肝功能检查结果显示谷丙转氨酶升高（97.5 U/L），谷草转氨酶升高（48.7 U/L）；第4个月肝功能检查结果显示谷丙转氨酶为 80.7 U/L，谷草转氨酶为 41.2 U/L，较第2个月均有所下降。从治疗到最后一次就诊，患者其他指标基本正常。

面部　　　　　　躯干前侧　　　　　　下肢

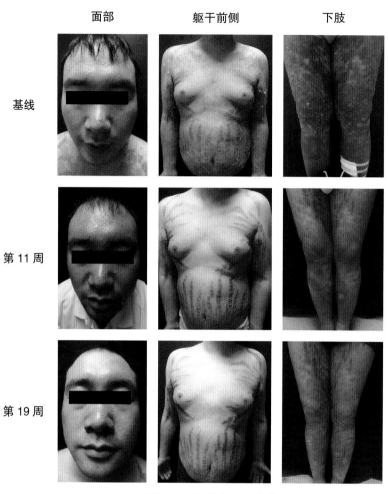

图 9.5　患者皮损变化情况

治疗体会

　　本病例为年轻男性，发病多年，既往传统治疗均疗效不佳，且反复发作，不断加重，病情无法控制，并出现传统药物相关的不良反应，医生考虑采用安全性良好的生物制剂。虽然生物制剂目前在国内未被批准用于治疗红皮病型银屑病，但《中国银屑病诊疗指南（2018 完整版）》建议，对于中重度银屑病患者，若传统治疗的严重不良反应风险较高或疗效欠佳，可酌情使用生物制剂[1]。临床实践显示，司库奇尤单抗用于红皮病型银屑病疗效显著；第 16 周，大部分患者可达到皮损完全清除[2]。另外，患者合并高血压、高血糖等代谢综合征，是心血管疾病的高风险因素。《中国银屑病生物治疗专家共识（2019）》[3]指出，从应用的安全性考虑，对于有心力衰竭的高风险因素或有既往病史者，司库奇尤单抗和乌司奴单抗的安全性可能优于 TNF-α 抑制剂。本病例使用司库奇尤单抗 300 mg 治疗可明显控制病情，治疗 2 个月，患者皮损明显改善。定期监测患者血常规、肝肾功能，无异常变化，肝酶水平逐渐恢复，安全性良好。

参考文献

[1] 中华医学会皮肤性病学分会银屑病专业委员会 . 中国银屑病诊疗指南 (2018 完整版)[J]. 中华皮肤科杂志 , 2019, 52(10):667–710.

[2] Mateu-Puchades A, Santos-Alarcón S, Martorell-Calatayud A, et al. Erythrodermic psoriasis and secukinumab: Our clinical experience[J]. Dermatol Ther, 2018, 31(4):e12607.

[3] 中华医学会皮肤性病学分会 , 中国医师协会皮肤科医师分会 , 中国中西医结合学会皮肤性病专业委员会 . 中国银屑病生物治疗专家共识 (2019)[J]. 中华皮肤科杂志 , 2019, 52(12):863–871.

（中南大学湘雅医院　匡叶红）

讨论 红皮病型银屑病的生物制剂治疗

　　红皮病型银屑病是一种严重的银屑病类型，易复发，以累及 80%~90% 体表面积并伴有糠状鳞屑的全身红斑为特征 [1, 2]。常见临床表现为瘙痒、发热、肿胀、皮损部位渗出、下肢水肿及浅表淋巴结肿大 [1]。一项不同种族银屑病亚型流行率的横断面研究显示，亚裔人红皮病型银屑病患病率为 5%，高于高加索裔人和拉美裔人 [3]。由于严重而广泛的皮肤屏障破坏，红皮病型银屑病患者可出现脱水、乏力、葡萄球菌感染、失眠、体重变化、恶病质和电解质紊乱等全身症状。红皮病型银屑病发病可呈爆发性或渐进性，由不同因素触发，包括不良情绪、晒伤、感染或药物 [2]。红皮病型银屑病发展的危险因素包括系统治疗的突然中断、局部维 A 酸治疗、过度使用局部类固醇或 TNF-α 抑制剂 [4]。而皮质类固醇、环孢素和氨甲蝶呤等药物治疗的突然中断是引发红皮病型银屑病的常见原因，可导致病情恶化或复发 [2, 5]。红皮病型银屑病可增加金黄色葡萄球菌败血症的风险，以及引发尿酸结晶性肾病 [6]。而治疗不当会引起心力衰竭、吸收障碍、贫血和脓毒症，甚至危及生命 [7]。相较于其他类型的银屑病，红皮病型银屑病的死亡风险更高 [8]。

　　随着靶向治疗的发展，红皮病型银屑病的局部治疗逐渐减少，常作为辅助治疗 [9]。此外，在急性爆发性红皮病型银屑病不鼓励使用光疗 [9]。传统系统治疗，如氨甲蝶呤、环孢素、阿维 A，对红皮病型银屑病有一定疗效 [10]，但常出现治疗失败或不耐受 [11-13]。为满足红皮病型银屑病患者的治疗需求，需要寻找新的治疗方法 [13]。

　　目前红皮病型银屑病尚未被批准作为生物制剂的适应证，但国内外均有临床应用的报告，如需使用生物制剂，可根据患者的具体情况进行综合评估 [14]。2019年，《AAD-NPF 应用生物制剂治疗银屑病指南》推荐，适用于斑块型银屑病的多种生物制剂可应用于红皮病型银屑病的治疗 [15]。TNF-α 抑制剂和 IL-12/23 抑制剂显示出良好的短期疗效。一项多中心回顾性研究显示，第 12 周，阿达木单抗组患者的 PASI 75 或 BSA 75 应答率为 50%，英夫利西单抗组为 48%，而依那西普组为 40% [13]。但治疗过程中出现的不良事件也不容忽视。TNF-α 抑制剂可引发 T 细胞淋巴瘤、心肌梗死、严重抑郁伴自杀倾向，而英夫利西单抗可引起继发过敏性休克 [13]。同时，TNF-α 抑制剂长期使用疗效不佳，常出现继发性失效[16-18]。由于 TNF-α 抑制剂治疗疗效不佳，转换为乌司奴单抗后，患者可获得显著皮损清除、病情稳定的疗效[19]。IL-12/23 抑制剂乌司奴单抗同样具有有效治疗红皮病型银屑病的作用[20]。一项病例系列报道显示，乌司奴单抗治疗第28周，PASI 90 应答率为 37.5%[21]。但在乌司奴单抗治疗的红皮病型银屑病患者中，曾出现金黄色葡萄球菌广泛定植而导致的突然死亡病例[13]，因此其安全性需要引起注意。

基于多项 52 周的临床研究，IL-23/17A 抑制剂治疗红皮病型银屑病的显著疗效获得专家认可[7]。一项Ⅲ期临床研究显示，古塞奇尤单抗治疗红皮病型银屑病，第1周开始起效，第28周患者的平均 BSA 降低 67%，疗效可维持至第52周；第8周 DLQI 开始改善，第52周，DLQI 0/1（疾病对生活质量几乎无影响）应答率为 66.7%。但出现了肋骨骨折等不良事件[22]。

根据对红皮病型银屑病致病机制的深入研究发现，IL-17A 同样是红皮病型银屑病病情进展中的主要细胞因子[2]。研究表明，中国红皮病型银屑病患者血清 IL-17A 显著高于健康人群[23]。IL-17A 抑制剂表现出起效快、疗效持久等优势，可实现皮损完全清除。Ⅲ期临床试验（UNCOVER-J）[24]及其亚组分析[25]显示，在 8 例红皮病型银屑病患者中，PASI 评分可在依奇珠单抗治疗早期得到改善：依奇珠单抗治疗第12周，可改善 PASI、医生静态总体评估（sPGA）、DLQI 和瘙痒数字评分量表（NRS），并维持至第52周；第52周，PASI 90 应答率为 75%，PASI 100 应答率为 12.5%。司库奇尤单抗也可快速改善红皮病型银屑病病情，明显改善患者的生活质量[26, 27]。病例报告显示，患者经司库奇尤单抗治疗1周，即可达到 PASI 75[28]。一项回顾性研究显示，司库奇尤单抗清除皮损的中位时间为 3 周[27]。关于 5 例红皮病型银屑病患者的临床实践显示，司库奇尤单抗治疗第4周，60% 的患者达到 PASI 75，第16周全部实现 PASI 90，80% 的患者完全清除皮损，并且 DLQI 明显改善[29]。无论在既往传统系统治疗还是其他生物制剂的治疗，司库奇尤单抗均可产生显著疗效[27, 29, 30]。司库奇尤单抗不仅短期效果良好[30]，而且具有长期维持缓解疗效。一项为期 52 周的多中心回顾性研究显示，持续使用司库奇尤单抗治疗，第52周，PASI 90/100 应答率为 76.9%，DLQI 明显改善；52 周随访期间无复发病例[27]。在显著改善红皮病型银屑病症状的同时，司库奇尤单抗可有效改善并发症。最近，一项中国病例报告显示，对传统系统治疗和 TNF-α 抑制剂应答不佳且伴发严重非感染性葡萄膜炎的红皮病型银屑病患者，启用司库奇尤单抗后，视力开始恢复，第12周皮损完全清除[31]。

总之，红皮病型银屑病虽然发病率不高，但是一种严重的银屑病临床亚型。

可伴发多种全身性合并症，严重影响患者健康，甚至威胁生命。因此，亟待找到快速、安全、有效治疗红皮病型银屑病的方案。而传统系统治疗对红皮病型银屑病患者疗效有限，而且常出现不耐受或治疗失败，需不断探寻新的有效治疗方案[29]。越来越多的证据支持，生物制剂在迅速实现清除红皮病型银屑病病变的有效性和安全性，特别是白介素类抑制剂，这为控制红皮病型银屑病病情带来新选择。

参考文献

[1] Ye F, Gui X, Wu C, et al. Severity evaluation and prognostic factors in erythrodermic psoriasis[J]. Eur J Dermatol, 2018, 28(6): 851–853.

[2] Shao S, Wang G, Maverakis E, et al. Targeted treatment for erythrodermic psoriasis: rationale and recent advances[J]. Drugs, 2020, 80(6): 525–534.

[3] Yan D, Afifi L, Jeon C, et al. A cross-sectional study of the distribution of psoriasis subtypes in different ethno-racial groups[J]. Dermatol Online J, 2018, 24(7): 13030/qt5z21q4k2.

[4] Rao S, Bernshteyn M, Sohal R, et al. The management of erythrodermic psoriasis complicated by cyclosporine[J]. Case Rep Dermatol Med, 2020, 2020: 5215478.

[5] Heinrich M, Cook E, Roach J, et al. Erythrodermic psoriasis secondary to systemic corticosteroids[J]. Proc (Bayl Univ Med Cent), 2019, 33(1): 113–114.

[6] Ellis J, Lew J, Brahmbhatt S, et al. Erythrodermic psoriasis causing uric acid crystal nephropathy[J]. Case Rep Med, 2019, 2019: 8165808.

[7] Carrasquillo OY, Pabón-Cartagena G, Falto-Aizpurua LA, et al. Treatment of erythrodermic psoriasis with biologics: a systematic review[J]. J Am Acad Dermatol, 2020, 83(1): 151–158.

[8] Rosenbach M, Hsu S, Korman NJ, et al. Treatment of erythrodermic psoriasis: from the medical board of the National Psoriasis Foundation[J]. J Am Acad Dermatol, 2010, 62(4): 655–662.

[9] Singh RK, Lee KM, Ucmak D, et al. Erythrodermic psoriasis: pathophysiology and current treatment perspectives[J]. Psoriasis (Auckl), 2016, 6: 93–104.

[10] Stinco G, Errichetti E. Erythrodermic psoriasis: current and future role of biologicals[J]. BioDrugs, 2015, 29(2): 91–101.

[11] Reynolds KA, Pithadia DJ, Lee EB, et al. A systematic review of treatment strategies for erythrodermic psoriasis[J]. J Dermatolog Treat, 2021, 32(1):49–55.

[12] Kuijpers AL, van Dooren-Greebe JV, van de Kerkhof PC. Failure of combination therapy with acitretin and cyclosporin A in 3 patients with erythrodermic psoriasis[J]. Dermatology, 1997, 194(1):88–90.

[13] Viguier M, Pagès C, Aubin F, et al. Efficacy and safety of biologics in erythrodermic psoriasis: a multicentre, retrospective study[J]. Br J Dermatol, 2012, 167(2): 417–423.

[14] 中华医学会皮肤性病学分会银屑病专业委员会. 中国银屑病诊疗指南 (2018 完整版)[J]. 中华皮肤科杂志, 2019, 52(10):667–710.

[15] Menter A, Strober BE, Kaplan DH, et al. Joint AAD-NPF guidelines of care for the management and treatment of psoriasis with biologics[J]. J Am Acad Dermatol, 2019, 80(4): 1029–1072.

[16] Romero-Maté A, García-Donoso C, Martinez-Morán C, et al. Long-term management of erythrodermic psoriasis with anti-TNF agents[J]. Dermatol Online J, 2010, 16(6): 15.

[17] Kapoor DM, Tan KW. Erythrodermic psoriasis peculiarly sparing anti-TNF injection sites in a patient with secondary loss of efficacy[J]. Dermatol Ther, 2017, 30(6): e12551.

[18] Bruzzese V, Pepe J. Efficacy of cyclosporine in the treatment of a case of infliximab-induced erythrodermic psoriasis[J]. Int J Immunopathol Pharmacol, 2009, 22(1): 235–238.

[19] Buggiani G, D'Erme AM, Krysenka A, et al. Efficacy of ustekinumab in sub-erythrodermic psoriasis: when TNF-blockers fail[J]. Dermatol Ther, 2012, 25(3): 283–285.

[20] Kim YS, Kim HJ, Lee S, et al. Erythrodermic psoriasis improved by ustekinumab: a report of two cases[J]. Ann Dermatol, 2016, 28(1): 121–122.

[21] Wang TS, Tsai TF. Clinical experience of ustekinumab in the treatment of erythrodermic psoriasis: a case series[J]. J Dermatol, 2011, 38(11):1096–1099.

[22] Sano S, Kubo H, Morishima H, et al. Guselkumab, a human interleukin–23 monoclonal antibody in Japanese patients with generalized pustular psoriasis and erythrodermic psoriasis: efficacy and safety analyses of a 52–week, phase 3, multicenter, open-label study[J]. J Dermatol, 2018, 45(5):529–539.

[23] Wang H, Wang S, Li L, et al. Involvement of the cytokine TWEAK in the pathogenesis of psoriasis vulgaris, pustular psoriasis, and erythrodermic psoriasis[J]. Cytokine, 2021, 138:155391.

[24] Saeki H, Nakagawa H, Nakajo K, et al. Efficacy and safety of ixekizumab treatment for Japanese patients with moderate to severe plaque psoriasis, erythrodermic psoriasis and generalized pustular psoriasis: Results from a 52–week, open-label, phase 3 study (UNCOVER-J)[J]. J Dermatol, 2017, 44(4): 355–362.

[25] Okubo Y, Mabuchi T, Iwatsuki K, et al. Long-term efficacy and safety of ixekizumab in Japanese patients with erythrodermic or generalized pustular psoriasis: subgroup analyses of an open-label, phase 3 study (UNCOVER-J)[J]. J Eur Acad Dermatol Venereol, 2019, 33(2): 325–332.

[26] Wu JJ, Merola JF, Feldman SR, et al. Treatment of psoriasis with secukinumab in challenging patient scenarios: a review of the available evidence[J]. Dermatol Ther (Heidelb), 2020, 10(3): 351–364.

[27] Damiani G, Pacifico A, Russo F, et al. Use of secukinumab in a cohort of erythrodermic psoriatic patients: a pilot study[J]. J Clin Med, 2019, 8(6): 770.

[28] Dogra S, Bishnoi A, Narang T, et al. Long-term remission induced by secukinumab in a 13–year-old boy having recalcitrant chronic erythrodermic psoriasis[J]. Dermatol Ther, 2018, 31(4): e12611.

[29] Mateu-Puchades A, Santos-Alarcón S, Martorell-Calatayud A, et al. Erythrodermic psoriasis and secukinumab: our clinical experience[J]. Dermatol Ther, 2018, 31(4): e12607.

[30] Weng HJ, Wang TS, Tsai TF. Clinical experience of secukinumab in the treatment of erythrodermic psoriasis: a case series[J]. Br J Dermatol, 2018, 178(6): 1439–1440.

[31] Lu J, Tang S, Yu N, et al. Successful secukinumab treatment of erythrodermic psoriasis and psoriatic arthritis concomitant with severe noninfectious uveitis: a case report[J]. J Int Med Res, 2020, 48(11): 300060520969494.

第 5 部分

脓疱型银屑病的生物制剂治疗

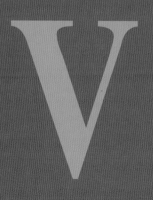

第 10 章　脓疱型银屑病

V

第10章 脓疱型银屑病

病例 1 急性泛发性脓疱型银屑病 1 例

临床资料

基本情况 男性，21 岁，体重 115 kg。

主 诉 躯干、四肢皮疹，伴瘙痒 4 个月，发热 2 周。

现病史 2020 年 4 月中旬，部分皮疹上出现密集针尖至米粒大小脓疱，伴发热，最高体温 41℃，伴寒战、抽搐。1 周后某医院诊断为脓疱型银屑病。入院前 2 d 全身出现水肿，以双足为著，于 2020 年 5 月 2 日收入院进一步治疗。

既往史 可疑头孢过敏史；2 型糖尿病家族病史，否认银屑病家族史。

既往治疗 2020 年 1 月，患者因咽部不适口服头孢 2 d 后，前胸出现散在瘙痒性红色丘疹，外院诊断为药疹，口服西替利嗪、外用卤米松 1 周，皮疹逐渐增多。皮疹泛发至全身，部分皮疹融合成片，予激素（具体不详）输液 4 d 后皮疹好转。2 周余后躯干四肢出现新发皮疹，诊断为银屑病，予中药口服，无明显效果。2020 年 4 月，诊断为脓疱型银屑病后，给予维 C、葡萄糖酸钙静脉输液、布洛芬口服治疗，效果不佳。入院前 2 d，予吲哚美辛栓退热，口服阿奇霉素 0.5 g/d 抗感染治疗，入院后予口服天晴甘平 150 mg（3 次 / 天），保肝治疗。

皮肤检查

· 患者皮损主要分布于头皮、面部、躯干、四肢，可见广泛分布的水肿性红斑，部分融合成片，其上覆片状脱屑，四肢部分红斑上见密集针尖至米粒大小脓疱，部分融合成脓糊，颜面部、双下肢见可凹性水肿，以双足为著，小腿围 45 cm。黏膜无皮疹，指 / 趾甲、关节未受累。全身浅表淋巴结未触及肿大。

- 患病体表面积（BSA）：86%。
- 银屑病皮损面积和严重程度指数（PASI）评分：32.5 分。
- 皮肤病生活质量指数（DLQI）评分：15 分。

实验室及影像学检查

- 组织病理学：皮肤组织表皮角化亢进伴灶状角化不全，角质层内可见脓疱形成，表皮银屑病样增生，部分真皮乳头上移，小血管增生扩张，真皮浅层慢性炎细胞浸润。形态学首先考虑脓疱型银屑病。
- 血常规：白细胞计数略升高，中性粒细胞百分数略升高，淋巴细胞百分数略降低。
- 尿常规：未见明显异常。
- 肝功能：谷丙转氨酶偏高，谷草转氨酶升高，总蛋白减少，白蛋白减少。
- T-SPOT 检测：（–）。
- HBV 检测：HBsAg（–），HBsAb（–），HBeAg（–），HBeAb（–），HBcAb（–）。
- HCV 检测：（–）。
- 胸部 CT：未见异常。
- 抗链球菌溶血素 O（ASO）：升高。
- C 反应蛋白：升高。
- 血沉值：升高。
- 降钙素原、梅毒血清特异性抗体、艾滋病毒抗体、炎症性肠病均正常。

诊　断　急性泛发性脓疱型银屑病。

诊疗思维

患者急性发病，皮损面积大，泛发脓疱，伴有发热、肿胀、疼痛等全身症状，既往系统使用激素为疾病诱因，因此需快速控制病情，同时避免系统使用激素类药物。

患者为青年男性，肝酶升高，肝功能异常，排除 HBV/HCV 感染，腹部超声未见肝内外胆道梗阻，结合病史，考虑药物性肝损伤可能性大，应谨慎选择治疗，避免进一步肝损伤，同时需密切监测肝功能。

　　结合病史和临床表现，考虑泛发性脓疱型银屑病诊断明确，基于司库奇尤单抗安全性良好、起效快速的治疗优势，与患者充分沟通并获得患者知情同意后，排除生物制剂禁忌证，选择司库奇尤单抗300 mg治疗。

治　疗　给予患者司库奇尤单抗300 mg皮下注射，前5周（0，1，2，3，4周）每周1次，之后每月1次。联合局部治疗：糖皮质激素类药膏艾洛松每天2次，维生素E乳膏每天3次，含水软膏每天3次。密切观察其病情变化及不良反应。

治疗效果及随访

　　·治疗24 h后，患者的脓疱大部分消退，皮肤肿痛减轻；1周后，原有红色斑块较之前变平、颜色变暗，全部脓疱消退，皮损减少。治疗8周，PASI评分降至0分，达到PASI 100，全身皮损完全清除，仅遗留色素沉着斑。治疗8周时，患者的DLQI评分降至0分，生活质量完全不受影响。

　　·患者皮损变化情况见图10.1，治疗前后疗效对比见图10.2。

　　·首次用药后8 h，患者体温降至36.5℃；用药1周后，复查血常规、肝肾功能等常规项目指标，除ASO仍稍高外，其他指标无异常变化。

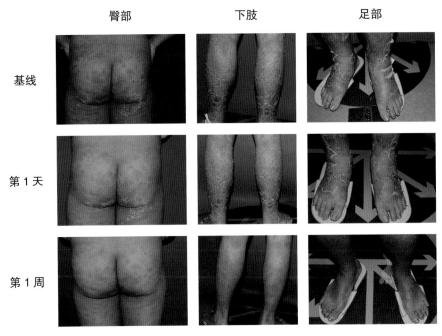

图10.1　患者皮损变化情况

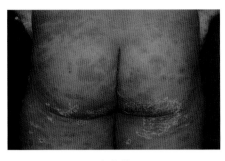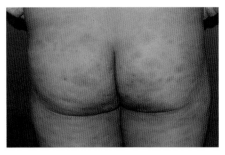

治疗前　　　　　　　　　　　　治疗后

图 10.2　治疗前后疗效对比

治疗体会

本病例为年轻男性，急性发病，既往系统使用激素药物引发皮疹，之后出现脓疱，泛发全身，伴高热、寒战、抽搐等全身症状，病情严重。《中国银屑病诊疗指南（2018）》[1]建议，临床上，泛发性脓疱型银屑病患者可直接使用系统治疗来稳定病情，包括生物制剂和传统系统治疗药物。经全面检查，发现患者肝功能异常，较大可能为药物性肝损伤，而传统系统药物存在剂量累积相关的肝毒性[1]，因此在对症治疗的基础上，选择使用了可快速改善病情且安全性较高的司库奇尤单抗。治疗 24 h 后，患者的脓疱大部分消退，皮肤肿痛减轻；1 周后，原有红色斑块逐渐变平、颜色变暗，脓疱完全消退，皮损减少，瘙痒减轻；治疗 8 周，全身皮损完全清除，同时 DLQI 评分降至 0 分，生活质量完全不受影响。用药期间患者无发热，各项指标无异常变化，耐受性好。第 2 次司库奇尤单抗 300 mg 皮下注射后，患者出院，出院后自行注射。目前患者病情平稳。

参考文献

[1] 中华医学会皮肤性病学分会银屑病专业委员会 . 中国银屑病诊疗指南 (2018 完整版)[J]. 中华皮肤科杂志 , 2019, 52(10):667–710.

（北京大学第三医院　关　欣）

病例 2　掌跖脓疱病 1 例

临床资料

基本情况　女性，42 岁，体重 70 kg。

主　诉　掌跖脓疱病病史 6 个月，加重 1 个月。

现病史　半年前，无明显诱因，双手/足掌跖起片状红斑、淡黄色脓疱，黄痂，伴瘙痒，脓疱干燥结痂后疼痛。曾在我院门诊就诊，皮肤共焦距显微镜诊断为掌跖脓疱病。近 1 个月，病情加重，双手足肿胀，脓疱密集，剧烈疼痛，影响行走，双手不能持物。双足背、双小腿，出现红斑鳞屑，严重影响生活。

既往史　既往体健。

既往治疗　接受过糠酸莫米松乳膏、卡泊三醇软膏外涂，复方甘草酸苷片、中药口服，病情减轻，但不断有新发脓疱。曾口服阿维 A 胶囊 1 个月，有效，但因不能耐受口唇干裂、皮肤干燥而停药。

皮肤检查

- ·患者皮损主要分布于双手足掌跖，双下肢，双足背。
- ·患病体表面积（BSA）：21%。
- ·银屑病皮损面积和严重程度指数（PASI）评分：12.6 分。
- ·皮肤病生活质量指数（DLQI）评分：22 分。

实验室及影像学检查

- ·血常规：未见异常。
- ·肝功能：未见异常。
- ·肾功能：未见异常。
- ·尿常规：未见异常。
- ·C 反应蛋白：未见异常。
- ·T-SPOT 检测：（−）。

· HBV 检测：（−）。

· HIV 检测：（−）。

· 梅毒（TRUST、TPPA）检测：未见异常。

· 血沉、其他感染相关指标（呼吸道病毒感染等）及肿瘤标志物均未见异常。

· 胸部 CT：未见异常。

· 心电图：未见异常。

诊 断 掌跖脓疱病。

诊疗思维

在红斑鳞屑的基础上，患者脓疱密集，双手/足肿胀，剧烈疼痛，行走不利，双手不能持物，严重影响生活，迫切需要可快速、显著控制病情，助其恢复正常生活的治疗。

患者既往使用外用药可减轻皮损但不断新发脓疱，曾使用传统系统治疗，但因无法耐受而停药。因此，患者可考虑使用生物制剂。司库奇尤单抗治疗掌跖脓疱病安全性良好、疗效显著且可明显改善患者生活质量，筛查并排除生物制剂禁忌证后，选择司库奇尤单抗 300 mg 作为治疗方案。

治 疗 给予患者司库奇尤单抗 300 mg 皮下注射，前 5 周（0，1，2，3，4 周）每周 1 次，之后每月 1 次。密切观察其病情变化及不良反应。

治疗效果及随访

· 用药 1 周后，患者的肿胀减轻，脓疱减少，鳞屑减少，痒痛感减轻。2 周后，脓疱基本消退，皮损颜色淡、鳞屑少，足背、小腿皮疹明显好转。4 周后，PASI 降为 2.6 分，达到 PASI 75，足背、小腿皮损基本消退，掌跖部红斑颜色暗淡，少量鳞屑，无新发脓疱，无痒痛感。用药 4 周后患者的 DLQI 评分降为 2 分，生活质量明显改善。

· 患者皮损变化情况见图 10.3。

· 从首次用药开始，每 1~3 个月检查血常规、肝肾功能、血脂八项、心功酶等常规项目以及乙肝、结核等指标。患者各项指标未见明显异常变化。

手　　　　　　　足

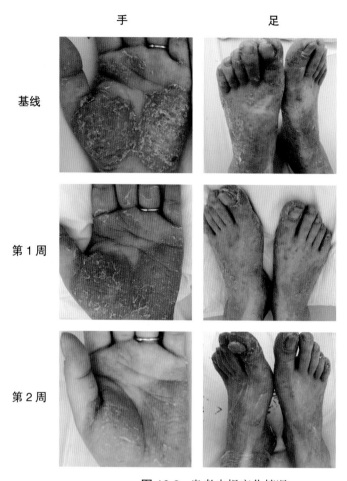

图 10.3　患者皮损变化情况

治疗体会

　　本病例为女性患者，脓疱不断新发，剧烈疼痛，影响行走和双手持物，严重损害患者生活质量。局部外用药不足以控制脓疱的发展，另外患者因传统系统治疗的无法耐受而停药。根据《中国银屑病诊疗指南（2018 完整版）》掌跖脓疱性银屑病患者经局部治疗无效，即可选择使用生物制剂进行治疗 [1]。研究表明，IL-17A 在掌跖脓疱病患者的掌跖皮损中表达显著升高 [2]。基于临床研究中司库奇尤单抗可明显清除患者掌跖皮损和改善生活质量的疗效，患者使用 IL-17A 抑制剂司库奇尤单抗 300 mg 进行治疗，病情得到快速改善 [3]。用药 1 周后，脓疱和鳞屑减少，痒痛减轻，肿胀减轻；2 周后，脓疱基本消退，皮损颜色减淡，足背、小腿皮疹明显好转。4 周后，足背、小腿皮损几乎完全消除。掌跖部红斑颜色暗淡，无新发脓疱，无痒痛感。患者无明显不良反应，耐受性好。

参考文献

[1] 中华医学会皮肤性病学分会银屑病专业委员会 . 中国银屑病诊疗指南 (2018 完整版)[J]. 中华皮肤科杂志 , 2019, 52(10): 667–710.

[2] Bissonnette R, Nigen S, Langley RG, et al. Increased expression of IL–17A and limited involvement of IL–23 in patients with palmo-plantar (PP) pustular psoriasis or PP pustulosis; results from a randomised controlled trial[J]. J Eur Acad Dermatol Venereol, 2014, 28(10):1298–1305.

[3] Mrowietz U, Bachelez H, Burden AD, et al. Secukinumab for moderate-to-severe palmoplantar pustular psoriasis: results of the 2PRECISE study[J]. J Am Acad Dermatol, 2019, 80(5): 1344–1352.

（沈阳市第七人民医院　李上云）

病例3　脓疱型银屑病 1 例

临床资料

基本情况　女性，27 岁，体重 60 kg。

主　诉　周身鳞屑性红斑、丘疹，伴瘙痒，反复 8 年，加重伴脓疱 3 d。

现病史　躯干、四肢等部位泛发硬币至手掌大小的红斑及丘疹，腹部皮损融合成片，上覆较多银白色鳞屑，薄膜现象及点状出血阳性；周身红斑上可见针尖至绿豆大小脓疱。

既往史　无高血压、糖尿病、心脏疾病、炎症性肠病等内科疾病史；无肝炎、结核等传染病史；无肿瘤病史；无药物过敏史。

既往治疗　曾接受紫外线照射治疗，中药熏洗，口服抗组胺药、中药；外用卡泊三醇、他克莫司、糖皮质激素、保湿剂等治疗。既往各项治疗因间断而导致病情时有反复。

皮肤检查

- 患者皮损主要分布于胸部、背部、上肢、下肢。
- 患病体表面积（BSA）：38%。
- 银屑病皮损面积和严重程度指数（PASI）评分：20.8 分。
- 皮肤病生活质量指数（DLQI）评分：22 分。

实验室及影像学检查

- 血常规、肝功能：未见异常。
- 空腹血糖、血脂：未见异常。
- 尿常规：细菌计数升高。
- C 反应蛋白：8.70 mg/L。
- 肾功能：尿酸略升高。
- T-SPOT 检测：（－）。

· HBV 检测：HBsAg（－），HBsAb（＋），HBeAg（－），HBeAb（－），HBcAb（－）。提示患者接种乙肝疫苗后获得的保护性免疫。

· HCV 检测：（－）。

· HIV 检测：（－）。

· 甲肝抗体：（－）。

· 梅毒检测（TP+RPR）：（－）。

· 抗核抗体检查：（－）。

· 肿瘤标志物检测：CEA、AFP 均未见异常。

· 心电图：未见异常。

· 腹部彩超：轻度脂肪肝。

· 胸部 CT：双肺、心膈未见明显异常。

诊　断　脓疱型银屑病。

诊疗思维

　　患者为年轻女性患者，皮损累及全身，脓疱融合成片且伴瘙痒，严重影响患者的生活、工作，急需快速清除皮损。对于脓疱型银屑病患者，既往经传统系统治疗、外用药物治疗和光疗均未清除皮损，且病情逐渐加重，可考虑使用生物制剂进行治疗。

　　治疗前筛查和排除生物制剂禁忌证，由于Ⅲ期临床试验和临床应用报告[1, 2]显示司库奇尤单抗可快速改善脓疱型银屑病患者的皮损和全身症状，安全性良好，因此选择使用司库奇尤单抗 300 mg 作为治疗方案。

治　疗　给予患者司库奇尤单抗 300 mg 皮下注射，前 5 周（0，1，2，3，4 周）每周 1 次，之后每月 1 次。密切观察其病情变化及不良反应。

治疗效果及随访

· 治疗 1 周后患者的周身脓疱完全消退，未有新发脓疱。治疗 2 周 PASI 评分降至 6.2 分；治疗 4 周后降至 2 分，达到 PASI 90，皮损几乎完全清除；治疗 8 周后 PASI 评分降至 0 分，达到 PASI 100，皮损完全清除（图 10.4）。

· 治疗 1 周后患者的 DLQI 评分由 22 分降至 15 分，生活质量明显改善；治疗 8 周后降至 0 分，生活质量完全不受影响（图 10.5）。

· 患者皮损变化情况见图 10.6。

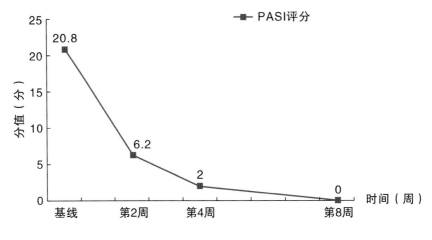

图 10.4　患者 PASI 变化曲线

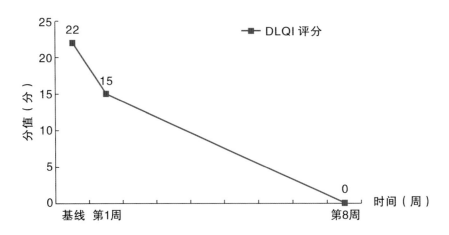

图 10.5　患者 DLQI 变化曲线

	背部	腹部	上肢	下肢
基线				
第1周				
第2周				

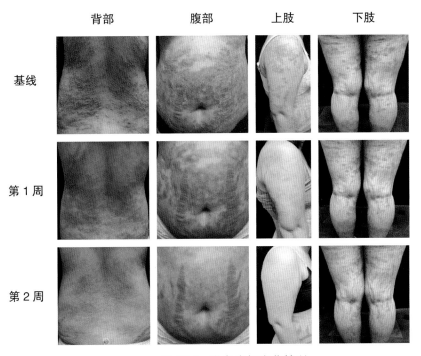

图 10.6 患者皮损变化情况

·首次用药开始，每个月检查血常规、肝肾功能、血脂八项、心功酶等常规项目，之后每 3~6 个月检查乙肝、结核等指标。随访患者血常规、尿常规、肝肾功能均正常。

治疗体会

本病例为年轻女性患者，全身皮损面积较大，脓疱累及全身，患者周身皮疹疼痛、瘙痒，难以忍受，其生活、工作、学习及社会交往受到严重影响，既往每次脓疱型银屑病病情加重后，常常持续发热 7~10 d，继而转成红皮病型银屑病，患者饱受疾病折磨。因此，患者对更快速、有效清除皮损的需求非常迫切，选择司库奇尤单抗治疗，快速控制病情，避免皮疹向红皮病型银屑病发展。因此，治疗时应综合考虑患者的具体情况。本病例选择司库奇尤单抗 300 mg 进行治疗，结果显示，治疗 2 周后 PASI 评分降至 6.2 分，治疗 4 周后降至 2 分，治疗 8 周后 PASI 评分及 DLQI 评分均降至 0 分，患者皮损完全清除且生活质量完全不受影响，疗效令人满意。

参考文献

[1] Imafuku S, Honma M, Okubo Y, et al. Efficacy and safety of secukinumab in patients with generalized pustular psoriasis: a 52-week analysis from phase III open-label multicenter Japanese study[J]. J Dermatol, 2016, 43(9):1011-1017.

[2] Zhang J, Ji C, Cheng B, et al. Real-world clinical experience of secukinumab in Chinese patients with psoriasis in real-world practice: a 36-week single-center study of 24 patients[J]. Chin Med J (Engl), 2020, 133(24):3020-3022.

（大连市皮肤病医院　周　颖）

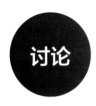

讨论　**脓疱型银屑病的生物制剂治疗**

脓疱型银屑病是银屑病中较为少见的一种临床类型，表现为中性粒细胞皮肤炎症，以非传染性或无菌脓疱为特征[1]。除发热、畏寒、食欲不振等全身症状之外，脓疱型银屑病可伴发严重并发症，如严重黏膜受累、严重感染、心肺衰竭，甚至危及生命[2, 3]。临床上，脓疱型银屑病可表现为弥散性全身受累，即泛发性脓疱型银屑病；或局部受累，即掌跖脓疱病和连续性肢端皮炎[2]。与高加索人相比，亚洲人更易受泛发性脓疱型银屑病影响[2]。在日本，泛发性脓疱型银屑病的患病率约为 7.46/100 万，而法国的患病率为 1.76/100 万[4, 5]。掌跖脓疱病的全球患病率为 0.01%~0.05%，而日本的患病率为 0.12%，高于西方人群[6, 7]。一项横断面研究表明，与寻常型银屑病相比，脓疱型银屑病患者的生活质量更差[8]。中国一项随访研究显示，脓疱型银屑病患者发展为中重度红皮病型银屑病的风险更高[9]。

泛发性脓疱型银屑病通常呈间歇性或反复发作，出现红斑、水肿，非肢端皮肤上发生肉眼可见的原发性无菌脓疱，并伴随发热和其他全身炎症，具有威胁生命的潜在风险[1, 10]。泛发性脓疱型银屑病的常见诱发原因包括皮质类固醇的停用、感染、压力或妊娠。浅表脓疱迅速而广泛爆发，可合并成脓糊，伴随全身症状，并且皮损往往令人极其痛苦。同时，还可能引发危及生命的并发症，如脓毒症、肾衰竭、肝衰竭和（或）心肺衰竭，老年患者的预后更差[2]。掌跖脓疱病是脓疱型银屑病中最常见的一种类型。脓疱可出现在银屑病斑块内，也可在手和脚的外侧表面，以及手腕、跟腱、脚踝周围爆发，伴有疼痛和瘙痒[10]。掌跖脓疱病常表现为慢性无菌性脓疱、黄色鳞屑或结痂，后期的残留斑疹呈褐色[1]。此外，掌跖脓疱病可造成日常活动困难，明显降低患者生活质量，并会引起精神障碍，如抑郁[2]。连续性肢端皮炎以手指或脚趾尖端脓疱为特征，多影响手指，伴随渐进性甲损害及严重情况下的骨侵蚀，导致患者日常活动困难[2]。部分患者中连续性肢端皮炎呈泛发性趋势，与泛发性脓疱型银屑病症状重叠[10]。临床上，连续性肢端皮炎比泛发性脓疱型银屑病更常见[11]。

虽然局部类固醇、维生素 D 衍生物等局部治疗或光疗仍用于累及有限体表面积的轻度脓疱型银屑病，但脓疱型银屑病往往需要系统治疗[1]。局部治疗常作为泛发性脓疱型银屑病的辅助治疗或联合治疗，但存在诱导脓疱的潜在风险。病例报告显示，在停止局部类固醇治疗后，可诱发脓疱型银屑病。因此，应避免长期大量使用强效类固醇[12]。光疗可作为联合治疗用于慢性期脓疱型银屑病，但不适用于急性期脓疱型银屑病[12]。长期光疗有光老化的不良反应及潜在致癌风险[12]。

传统系统治疗包括氨甲蝶呤、环孢素、皮质类固醇和阿维A[2]。2018年《日本泛发性脓疱型银屑病治疗指南》[12]指出，传统系统药物可有效治疗泛发性脓疱型银屑病，但传统治疗药物引起的不良反应需要临床关注和重视。由于肺纤维化、骨髓抑制、肝损伤等严重不良反应，建议谨慎使用氨甲蝶呤[12]。而环孢素会造成血压升高、剂量和时间依赖性肾衰竭。由于可能诱发脓疱型银屑病，不推荐口服类固醇作为治疗泛发性脓疱型银屑病的一线药物[12]。皮质类固醇减量治疗过程会出现泛发性脓疱型银屑病恶化[13]。而长期使用阿维A酯可能产生肝损伤、骨质增生、骨骺早期闭合和致畸等不良反应[12]。此外，阿维A治疗脓疱型银屑病可快速引起毛细血管渗漏综合征[14]。

针对脓疱型银屑病治疗的需求，与传统系统治疗相比，生物制剂可能具有起效快、疗效显著和安全性更好的优势。TNF-α抑制剂、IL-17A抑制剂，如司库奇尤单抗、依奇珠单抗、布罗达单抗（brodalumab），已经在日本获批用于泛发性脓疱型银屑病[11, 12]。一项多中心开放标签的Ⅲ期临床试验显示，阿达木单抗治疗泛发性脓疱型银屑病患者第16周，临床应答率为70%；泛发性脓疱型银屑病总评分逐渐下降，疗效维持至52周；但第36~52周，平均PASI评分出现较大反弹[15]。中国病例报告显示，英夫利西单抗治疗脓疱型银屑病表现出显著的短期疗效，并且短期内无明显不良事件，随访3个月未出现脓疱复发[16]。有研究显示，TNF-α抑制剂常诱发脓疱型银屑病，临床医生需注意[17-19]，TNF-α抑制剂治疗疾病时可引发银屑病样病变，其中脓疱型银屑病占56%[18]。另外，由于输注反应对心血管系统造成压力的潜在原因，应谨慎使用TNF-α抑制剂[12]。

在TNF-α抑制剂和传统系统治疗不佳的情况下，乌司奴单抗可快速改善泛发性脓疱型银屑病患者的临床症状，并在维持治疗期间保持长期改善的疗效[20, 21]。一项多中心回顾性研究显示，在治疗掌跖脓疱病和连续性肢端皮炎的临床疗效方面，TNF-α抑制剂与乌司奴单抗均可改善临床症状，但完全治疗的应答率无显著差异[22]。而乌司奴单抗也可引起脓疱型银屑病[23, 24]。

IL-23抑制剂可能成为脓疱型银屑病的可行性治疗选择。日本一项古塞奇尤单抗治疗泛发性脓疱型银屑病的Ⅲ期临床试验显示，50%的患者可在第1周快速起效，16周时大部分患者得到临床改善，52周时平均PASI改善率为86.8%[25]。治疗过程中，1例经光疗转换为古塞奇尤单抗治疗29 d的患者发生鳞状细胞癌[25]。

一项随机对照研究显示，与安慰剂相比，古塞奇尤单抗治疗掌跖脓疱病第16周，平均头皮严重程度指数（PSSI）评分和平均掌跖脓疱银屑病面积及严重程度指数（PPPASI）评分均显著降低，疗效维持至第24周，治疗期间未出现掌跖脓疱病恶化，但有1例患者发生胃癌[26]。

IL-17A通路在脓疱型银屑病致病机制中发挥重要作用。一方面，IL-17A是介导泛发性脓疱型银屑病症状的关键因子。泛发性脓疱型银屑病中IL-17A+CD4+T细胞显著增多，促进IL-17A大量产生[27]。另外，与健康患者相比，掌跖脓疱病患者的掌跖皮损中IL-17A表达显著升高，而IL-12/23未增加[28]。同时在治疗脓疱型银屑病的临床实践与研究中，IL-17A抑制剂表现为快速清除皮损且维持长期疗效，耐受性良好，并且明显提高患者生活质量[29, 30]。为期52周的Ⅲ期临床试验显示，依奇珠单抗治疗泛发性脓疱型银屑病患者第12周皮损明显改善，并且疗效维持至第52周[31]。真实世界数据显示，依奇珠单抗治疗泛发性脓疱型银屑病第4、第24周PASI 90应答率分别为44.4%、75%。其中1例患者出现短暂病情反弹，但继续治疗后仍可完全清除皮损[32]。病例报告显示，依奇珠单抗可明显改善连续性肢端皮炎[33]。另外，对于脓疱型银屑病，司库奇尤单抗可快速、长期、显著改善皮肤症状和甲病变等，达到皮损完全清除，同时明显改善患者不适、疼痛、发热等症状，并且全面提高其生活质量，安全性良好[34-38]。日本一项Ⅲ期临床试验显示，司库奇尤单抗治疗泛发性脓疱型银屑病3~4周可实现PASI 75；第16周，PASI 75应答率为83.3%，疗效维持至第52周；第52周，PASI 90应答率为63.6%，PASI 100应答率为27.3%[39]。中国真实世界研究[40]显示，司库奇尤单抗治疗泛发性脓疱型银屑病患者第4周，泛发性脓疱型银屑病皮损面积和严重程度指数（GPPASI）75应答率为100%、GPPASI 90应答率为50%；第12周，GPPASI 90应答率为83%，GPPASI 100应答率为50%；第36周，GPPASI 100应答率为100%[40]。北京大学第三医院的病例报告显示，司库奇尤单抗治疗泛发性脓疱型银屑病患者2~4 d可改善脓疱，第1周可实现PASI 75应答，第8周完全清除皮损并且患者完全恢复生活质量，第24周仍维持良好疗效[41]。司库奇尤单抗亦可长期显著改善掌跖脓疱病。一项为期52周的随机、双盲、安慰剂对照的Ⅲb期临床研究显示，第16周，司库奇尤组单抗组的PPPASI 75应答率高于安慰剂组；52周治疗期间，PPPASI 75应答率持续增加，皮损明显改善；第52周，300 mg司库奇尤单抗组的DLQI 0/1应答率明显更高[42]。此外，严重感染情况下，IL-17A抑制剂比TNF-α抑制剂的安全性更高[12]。

总而言之，脓疱型银屑病虽然患病率较低，但是一种严重、易复发的银屑病类型，常伴随全身症状，引发系统性并发症，可能危及生命。泛发性脓疱型银屑病患者往往痛苦不堪，大面积的皮肤屏障受损导致感染风险增加。治疗脓疱型银屑病要求快速起效和有效清除病变，尽量减轻疾病的严重程度，减少并发症的持续时间，并减少患者整体疾病负担。还需要长期维持有效的治疗，以防止脓疱型银屑病复发。由于明显的不良反应和诱发脓疱的潜在风险，需谨慎使用传统系统治疗 [11]。随着人们对脓疱型银屑病致病机制的理解不断深入，发现了更多生物制剂可用于治疗脓疱型银屑病。生物制剂可带来更快速的脓疱型银屑病症状改善，并且更加安全。

参考文献

[1] Bachelez H. Pustular poriasis: The dawn of a new era[J]. Acta Derm Venereol, 2020, 100(3): adv00034.

[2] Crowley JJ, Pariser DM, Yamauchi PS. A brief guide to pustular psoriasis for primary care providers[J]. Postgrad Med, 2021, 133(3):330–344.

[3] Komatsuda S, Kamata M, Chijiwa C, et al. Gastrointestinal bleeding with severe mucosal involvement in a patient with generalized pustular psoriasis without IL36RN mutation[J]. J Dermatol, 2019, 46(1): 73–75.

[4] Ohkawara A, Yasuda H, Kobayashi H, et al. Generalized pustular psoriasis in Japan: two distinct groups formed by differences in symptoms and genetic background[J]. Acta Derm Venereol, 1996, 76(1): 68–71.

[5] Augey F, Renaudier P, Nicolas JF. Generalized pustular psoriasis (Zumbusch): a French epidemiological survey[J]. Eur J Dermatol, 2006, 16(6): 669–673.

[6] Miyazaki C, Sruamsiri R, Mahlich J, et al. Treatment patterns and healthcare resource utilization in palmoplantar pustulosis patients in Japan: a claims database study[J]. PLoS One, 2020, 15(5): e0232738.

[7] Kubota K, Kamijima Y, Sato T, et al. Epidemiology of psoriasis and palmoplantar pustulosis: a nationwide study using the Japanese national claims database[J]. BMJ Open, 2015, 5(1): e006450.

[8] Sampogna F, Tabolli S, Söderfeldt B, et al. Measuring quality of life of patients with different clinical types of psoriasis using the SF-36[J]. Br J Dermatol, 2006, 154(5): 844–849.

[9] Ye F, Gui X, Wu C, et al. Severity evaluation and prognostic factors in erythrodermic psoriasis[J]. Eur J Dermatol, 2018, 28(6): 851–853.

[10] Navarini AA, Burden AD, Capon F, et al. European consensus statement on phenotypes of pustular psoriasis[J]. J Eur Acad Dermatol Venereol, 2017, 31(11):1792–1799.

[11] Gooderham MJ, Van Voorhees AS, Lebwohl MG. An update on generalized pustular psoriasis[J]. Expert Rev Clin Immunol, 2019, 15(9):907–919.

[12] Fujita H, Terui T, Hayama K, et al. Japanese guidelines for the management and treatment of

generalized pustular psoriasis: the new pathogenesis and treatment of GPP[J]. J Dermatol, 2018, 45(11): 1235-1270.

[13] Westphal DC, Schettini AP, Souza PP, et al. Generalized pustular psoriasis induced by systemic steroid dose reduction[J]. An Bras Dermatol, 2016, 91(5):664-666.

[14] Vos LE, Vermeer MH, Pavel S. Acitretin induces capillary leak syndrome in a patient with pustular psoriasis. J Am Acad Dermatol. 2007, 56(2):339-342.

[15] Morita A, Yamazaki F, Matsuyama T, et al. Adalimumab treatment in Japanese patients with generalized pustular psoriasis: results of an open-label phase 3 study[J]. J Dermatol, 2018, 45(12): 1371-1380.

[16] Li M, Dai W, Yan W, et al. A dramatic response to a single dose of infliximab in a patient with prolonged pustular psoriasis derived from inverse psoriasis[J]. Dermatol Ther, 2017, 30(4): e12492.

[17] Balak DM, Hajdarbegovic E. Drug-induced psoriasis: clinical perspectives[J]. Psoriasis (Auckl), 2017, 7: 87-94.

[18] Collamer AN, Battafarano DF. Psoriatic skin lesions induced by tumor necrosis factor antagonist therapy: clinical features and possible immunopathogenesis[J]. Semin Arthritis Rheum, 2010, 40(3): 233-240.

[19] Almutairi D, Sheasgreen C, Weizman A, et al. Generalized pustular psoriasis induced by infliximab in a patient with inflammatory bowel disease[J]. J Cutan Med Surg, 2018, 22(5): 507-510.

[20] Kearns DG, Chat VS, Zang PD, et al. Review of treatments for generalized pustular psoriasis[J]. J Dermatolog Treat, 2021, 32(5):492-494.

[21] Storan ER, O'Gorman SM, Markham T. Generalized pustular psoriasis treated with ustekinumab[J]. Clin Exp Dermatol, 2016, 41(6): 689-690.

[22] Husson B, Barbe C, Hegazy S, et al. Efficacy and safety of TNF blockers and of ustekinumab in palmoplantar pustulosis and in acrodermatitis continua of Hallopeau[J]. J Eur Acad Dermatol Venereol, 2020, 34(10): 2330-2338.

[23] Dai YX, Chen CC. Flare-up of pustular psoriasis after ustekinumab therapy: case report and literature review[J]. Dermatol Sin, 2018, 36: 222-225.

[24] Wenk KS, Claros JM, Ehrlich A. Flare of pustular psoriasis after initiating ustekinumab therapy[J]. J Dermatolog Treat, 2012, 23(3): 212-214.

[25] Sano S, Kubo H, Morishima H, et al. Guselkumab, a human interleukin-23 monoclonal antibody in Japanese patients with generalized pustular psoriasis and erythrodermic psoriasis: Efficacy and safety analyses of a 52-week, phase 3, multicenter, open-label study[J]. J Dermatol, 2018, 45(5): 529-539.

[26] Terui T, Kobayashi S, Okubo Y, et al. Efficacy and Safety of Guselkumab, an Anti-interleukin 23 Monoclonal Antibody, for Palmoplantar Pustulosis: A Randomized Clinical Trial[J]. JAMA Dermatol, 2018, 154(3):309-316.

[27] Arakawa A, Vollmer S, Besgen P, et al. Unopposed IL-36 activity promotes clonal CD4+ T-cell responses with IL-17A production in generalized pustular psoriasis[J]. J Invest Dermatol, 2018,

138(6): 1338–1347.

[28] Bissonnette R, Nigen S, Langley RG, et al. Increased expression of IL–17A and limited involvement of IL–23 in patients with palmo-plantar (PP) pustular psoriasis or PP pustulosis: results from a randomised controlled trial[J]. J Eur Acad Dermatol Venereol, 2014, 28(10): 1298–1305.

[29] Wang WM, Jin HZ. Biologics in the treatment of pustular psoriasis[J]. Expert Opin Drug Saf, 2020, 19(8): 969–980.

[30] Maliyar K, Crowley EL, Rodriguez-Bolanos F, et al. The use of biologic therapy in the treatment of acrodermatitis continua of hallopeau: a review[J]. J Cutan Med Surg, 2019, 23(4): 428–435.

[31] Saeki H, Nakagawa H, Nakajo K, et al. Efficacy and safety of ixekizumab treatment for Japanese patients with moderate to severe plaque psoriasis, erythrodermic psoriasis and generalized pustular psoriasis: results from a 52–week, open-label, phase 3 study (UNCOVER–J)[J]. J Dermatol, 2017, 44(4): 355–362.

[32] Nagata M, Kamata M, Fukaya S, et al. Real-world single-center experience with 10 cases of generalized pustular psoriasis successfully treated with ixekizumab[J]. J Am Acad Dermatol, 2020, 82(3):758–761.

[33] Miller AC, Holland TE, Cohen DJ. Treatment of acrodermatitis continua of Hallopeau with ixekizumab[J]. J Dermatolog Treat, 2021, 32(1): 117–119.

[34] Galluzzo M, D'Adamio S, Teoli M, et al. Biologic therapy for acrodermatitis continua of Hallopeau: successful treatment with secukinumab and review of the literature[J]. Dermatol Ther, 2019, 32(3): e12899.

[35] Madanagobalane S. Secukinumab in generalized pustular psoriasis[J]. Indian Dermatol Online J, 2018, 9(6): 464–466.

[36] Böhner A, Roenneberg S, Eyerich K, et al. Acute generalized pustular psoriasis treated with the IL–17A antibody secukinumab[J]. JAMA Dermatol, 2016, 152(4): 482–484.

[37] Gabeff R, Safar R, Leducq S, et al. Successful therapy with secukinumab in a patient with generalized pustular psoriasis carrying homozygous IL36RN p.His32Arg mutation[J]. Int J Dermatol, 2019, 58(1): e16–e17.

[38] Polesie S, Lidholm AG. Secukinumab in the treatment of generalized pustular psoriasis: a case report[J]. Acta Derm Venereol, 2017, 97(1): 124–125.

[39] Imafuku S, Honma M, Okubo Y, et al. Efficacy and safety of secukinumab in patients with generalized pustular psoriasis: a 52–week analysis from phase III open-label multicenter Japanese study[J]. J Dermatol, 2016, 43(9): 1011–1017.

[40] Zhang J, Ji C, Cheng B, et al. Real-world clinical experience of secukinumab in Chinese patients with psoriasis in real-world practice: a 36–week single-center study of 24 patients[J]. Chin Med J (Engl), 2020, 133(24): 3020–3022.

[41] Sun ZL, Liu ZL, Xu YY, et al. Successful treatment of generalized pustular psoriasis with secukinumab: a report of two cases[J]. Chin Med J (Engl), 2020, 133(24): 3015–3016.

[42] Mrowietz U, Bachelez H, Burden AD, et al. Secukinumab for moderate-to-severe palmoplantar pustular psoriasis: results of the 2PRECISE study[J]. J Am Acad Dermatol, 2019, 80(5): 1344–1352.

第 6 部分

特殊人群银屑病的生物制剂治疗

VI

第11章 | 儿童银屑病

病例 1 **儿童脓疱型银屑病 1 例**

临床资料

基本情况 女性，11 岁，体重 52 kg。

主　诉 银屑病病史 1 年，加重伴起脓疱 10 d。

现病史 1 年前无明显诱因，周身反复起散在分布的淡红斑鳞屑疹，伴瘙痒，曾就诊于我院门诊。加重伴起脓疱 10 d，皮损增多，瘙痒剧烈，影响学习及睡眠。

既往史 既往体健。

既往治疗 口服 "牛皮癣 2 号汤"，外涂糠酸莫米松软膏，皮损反复发作。口服 "芷敏宁"，外用 "肤立洁抑菌膏" 和 "肤立洁抑菌液" 治疗，无效。

皮肤检查

　·患者皮损主要分布于躯干、四肢。

　·患病体表面积（BSA）：24%。

　·银屑病皮损面积和严重程度指数（PASI）评分：12.6 分。

　·皮肤病生活质量指数（DLQI）评分：20 分。

实验室及影像学检查

　·血常规、肝功能、肾功能、尿常规、C 反应蛋白均未见异常。

　·T-SPOT 检测：（－）。

·肝炎病毒检测：（－）。

·HIV 检测：（－）。

·梅毒（TRUST、TPPA）检测：（－）。

·血沉、其他感染相关指标（呼吸道病毒感染等）及肿瘤标志物均未见异常。

·胸部 CT：未见异常。

·心电图：未见异常。

诊　断　脓疱型银屑病。

诊疗思维

　　脓疱型银屑病，多急性发病，发展迅速，脓疱反复发生，常伴有高热、关节痛和肿胀，部分患者发展为红皮病型银屑病。严重者并发肝肾损害，继发感染等。需要迅速控制病情，避免病情恶化。

　　患者为学龄期银屑病患儿，皮损加重，出现脓疱，并伴有剧烈瘙痒，严重影响患儿学习和睡眠，需快速、显著清除皮损和脓疱并消除瘙痒的治疗方案。

　　儿童临床研究显示，司库奇尤单抗可快速清除患儿皮损、改善瘙痒，长期维持疗效，并且安全性良好。综合患儿实际生活和学习的情况，并与患儿家长充分沟通后，筛查并排除生物制剂禁忌证，选择司库奇尤单抗 150 mg 作为治疗方案。

治　疗　给予患儿司库奇尤单抗 150 mg 皮下注射，前 5 周（0，1，2，3，4 周）每周 1 次，之后每月 1 次。密切观察其病情变化及不良反应。

治疗效果及随访

　　·治疗 1 周后患儿脓疱消退，皮损颜色变淡，鳞屑减少，无新发疹，瘙痒轻微；2 周后皮损暗淡，无鳞屑，无瘙痒。4 周后，PASI 评分降至 0 分，达到 PASI 100，皮损完全清除。治疗 4 周后 DLQI 评分降为 0 分，患儿生活质量完全不受影响。

　　·患者皮损变化情况见图 11.1，治疗前后疗效对比见图 11.2。

　　·从首次用药开始，每 2 个月检查血常规、肝肾功能、血脂八项、心功酶等常规项目，每 3 个月检查乙肝、结核等指标。患儿各项指标未见明显异常变化。

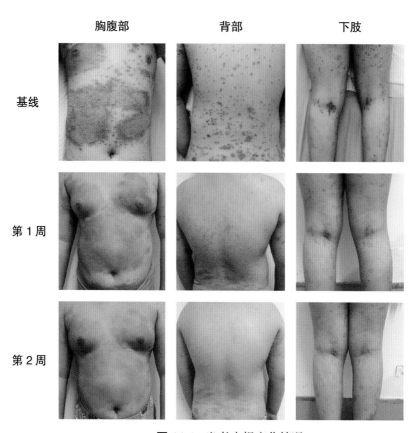

图 11.1 患者皮损变化情况

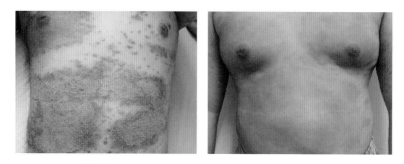

图 11.2 治疗前后疗效对比

治疗体会

　　本病例为 11 岁的儿童患者，1 年前诊断为银屑病，采用传统治疗和外用药疗效不佳，于近期皮损加重，出现脓疱，且伴剧烈瘙痒。患儿遭受银屑病的反复折磨，严重影响其生活和学习，急需可快速清除皮损、改善瘙痒的治疗方案。基于儿童 Ⅲ 期临床研究中司库奇尤单抗快速清除皮损且安全性良好的数据[1, 2]，在家长知情同意下，该患儿接受司库奇尤单抗 150 mg 的治疗。治疗 1 周后脓疱消退，皮损颜色减淡，鳞屑减少，无新发疹，瘙痒轻微；2 周后皮损暗淡，无鳞屑，消除瘙痒；4 周后，皮损完全消除，患儿生活恢复正常。治疗过程中，疗效可长期维持。定期监测患儿各项指标，均未出现明显异常，安全性较高。

参考文献

[1] Magnolo N, Kingo K, Laquer V, et al. A phase 3 open-label, randomized multicenter study to evaluate efficacy and safety of secukinumab in pediatric patients with moderate to severe plaque psoriasis: 24–week results[J]. J Am Acad Dermatol, 2022, 86(1):122–130.

[2] Bodemer C, Kaszuba A, Kingo K, et al. Secukinumab demonstrates high efficacy and a favourable safety profile in paediatric patients with severe chronic plaque psoriasis: 52–week results from a Phase 3 double-blind randomized, controlled trial[J]. J Eur Acad Dermatol Venereol, 2021, 35(4):938–947.

（沈阳市第七人民医院　李上云）

儿童脓疱型银屑病 1 例

临床资料

基本情况　男性，17 岁，体重 48 kg。

主　诉　全身红斑 1 年，加重伴脓疱 3 个月。

现病史　起病前有头痛，初发于头皮，后蔓延至全身，伴瘙痒、疼痛，患者自诉有白色鳞屑，于中医药附属医院就诊，诊断考虑银屑病，予以中药、阿维 A、氨甲蝶呤后好转，无关节症状。3 个月前停用当地诊所用药后，全身皮损加重，出现脓疱，无发热、畏寒等不适。

既往史　否认肝炎、结核、高血压、糖尿病病史。

既往治疗　口服中药治疗 1 个月，先后服用阿维 A、氨甲蝶呤 1 个月，效果不佳。

皮肤检查

　　·患者皮损主要分布于躯干和四肢。全身可见边界清楚、大小不一的肿胀性红斑，大部分呈环状，边缘可见针头大小的密集性脓疱，部分融合，以双下肢为重，双手红斑呈暗红色，边缘覆有鳞屑。

　　·皮肤病生活质量指数（DLQI）评分：7 分。

实验室及影像学检查

　　·血尿常规、肝功能、肾功能：正常。

　　·T-SPOT 检测：（－）。

　　·HBV 检测：HBsAg（－），HBsAb（－），HBeAb（－），HBcAb（－），HBcAb（－）。

　　·HCV 检测：（－）。

　　·HIV 检查：（－）。

　　·胸部 CT：肺及纵隔未见异常，右肝小钙化灶。

诊　断　脓疱型银屑病。

诊疗思维

患者初发于头皮，后蔓延至全身，典型皮损表现，诊断考虑斑块状银屑病。3个月前停用当地诊所用药后全身皮损加重，出现脓疱，为快速清除皮损、改善患者生活质量，选择生物制剂治疗。

司库奇尤单抗具备起效较快、清除皮损快速、安全性较高、性价比高的优势，因此考虑选用司库奇尤单抗治疗。鉴于患者年龄较小，体重低于60 kg，故选择150 mg的治疗方案。

治疗 给予患者司库奇尤单抗150 mg皮下注射，前5周（0，1，2，3，4周）每周1次，之后每月1次。密切观察其病情变化及不良反应。

治疗效果及随访

· 治疗20 d后，患者皮损明显改善；治疗30 d后，皮损完全清除。患者皮损变化情况见图11.3，治疗前后疗效对比见图11.4。

· 治疗30 d后患者的DLQI评分由7分降至0分，生活质量完全不受影响。

· 自首次用药开始，用药后第1、第3、第6个月检查血常规、肝肾功能等常规项目。从治疗到目前，患者各项指标正常。

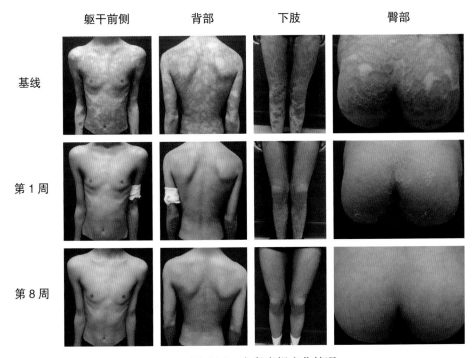

图11.3 患者皮损变化情况

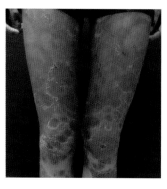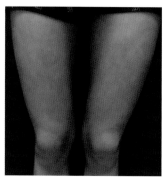

治疗前   治疗后

图 11.4 治疗前后疗效对比

治疗体会

本病例为青春期少年，皮损由头皮蔓延至全身，因治疗不当导致皮损加重，诱发全身密集性脓疱，呈环形损害，病情较重，严重影响患者生活和学习等正常活动，急需可快速改善病情、强效清除皮损的治疗方案。因既往传统系统药物治疗疗效不佳，本病例选择生物制剂进行治疗。基于儿童Ⅲ期临床研究中司库奇尤单抗快速清除皮损且安全性良好的数据[1, 2]，与家长和患者充分沟通且在其知情同意下，为该患者选用司库奇尤单抗 150 mg 的治疗方案。用药后皮损得到快速改善，1 个月后皮损完全清除，且患者恢复正常生活，未见不良反应，安全性较高。

参考文献

[1] Magnolo N, Kingo K, Laquer V, et al. A phase 3 open-label, randomized multicenter study to evaluate efficacy and safety of secukinumab in pediatric patients with moderate to severe plaque psoriasis: 24-week results[J]. J Am Acad Dermatol, 2022, 86(1):122-130.

[2] Bodemer C, Kaszuba A, Kingo K, et al. Secukinumab demonstrates high efficacy and a favourable safety profile in paediatric patients with severe chronic plaque psoriasis: 52-week results from a Phase 3 double-blind randomized, controlled trial[J]. J Eur Acad Dermatol Venereol, 2021, 35(4):938-947.

（中南大学湘雅医院　匡叶红）

病例3 儿童脓疱型银屑病 1 例

临床资料

基本情况 女性，1岁，体重 7.5 kg。

主　诉 全身红斑脓疱伴发热 20 d。

现病史 数月前皮肤红斑鳞屑，诊断银屑病。20 d 前患者患中耳炎后上背部出现红斑、脓疱，脱屑，无发热，皮损逐渐发展迅速，3~5 d 内由上至下累及头皮、面部、躯干及四肢，皮损泛发，逐渐增多，多发红色斑块、环状斑块，红斑及环形红斑边缘密集针尖大小脓疱，无发热，未特殊处理，皮损持续增多。5 d 前患者出现发热，最高体温38℃，在广州某医院诊断为寻常型银屑病，予马来酸氯苯那敏、克林霉素、小儿氨酚黄那敏片口服，抗酸莫米松外用，患者体温恢复正常，但病情无好转，皮损范围仍逐渐扩大、增多。遂就诊于我科门诊，诊断脓疱型银屑病，收入院时患者精神、胃纳、睡眠较差，大小便正常，体重无明显变化。

既往史 无银屑病家族史；无合并症。

既往治疗 未进行银屑病系统治疗。

皮肤检查

· 患者皮损主要分布于头皮、面部、颈部、胸部、背部、四肢、手、足、会阴。

· 患病体表面积（BSA）：97%。

· 银屑病皮损面积和严重程度指数（PASI）评分：96 分。

实验室及影像学检查

· 血常规：白细胞增多（16.8×10^9/L）、红细胞增多（4.57×10^{12}/L）、血小板增多（410×10^9/L）、中性粒细胞增多（4.91×10^9/L）、淋巴细胞增多（8.4×10^9/L）、单核细胞增多（3.08×10^9/L）。

· 肝功能：谷草转氨酶升高（36.25 U/L）、总胆红素降低（1.83 μmol/L）、白蛋白降低（29.27 g/L）、白蛋白/球蛋白比值降低（0.81）。

·肾功能：尿素水平降低（1.76 mmol/L）、肌酐水平降低（<22 μmol/L）。

·T-SPOT 检测：（–）。

·HBV 检测：HBsAg（–），HBsAb（+），HBeAg（–），HBeAb（–），HBcAb（–）。

·HCV 检测：（–）。

·HIV 检查：（–）。

诊　断　重度泛发性脓疱型银屑病。

诊疗思维

　　患儿有银屑病史，全身泛发脓疱，受累面积达97%，为重度泛发性脓疱型银屑病，因病情较重需尽快缓解病情。

　　患者仅1岁，需考虑有效、安全的药物，与家长充分沟通并排除生物制剂禁忌证后，考虑选择起效速度快的IL-17A抑制剂——司库奇尤单抗。需参考体重，按比例充分评估儿童用药量。

治　疗　给予患儿司库奇尤单抗30 mg皮下注射，前5周（0，1，2，3，4周）每周1次，之后每月1次，共治疗8次。密切观察其病情变化及不良反应。

治疗效果及随访

·治疗1周后，患儿的PASI评分降至40分，清除皮损面积近60%；治疗12周后，PASI评分降至0分，达到PASI 100，皮损完全清除（图11.5）。

·患者皮损变化情况见图11.6。

·从治疗开始，每周监测患儿的血常规、肝功能、肾功能等常规检查项目。治疗5周后，白细胞、单核细胞、总胆红素、白蛋白、白蛋白/球蛋白比值恢复至正常水平，红细胞（$5×10^{12}$/L）、血小板（$317×10^9$/L）、淋巴细胞（$8.17×10^9$/L）仍偏高，中性粒细胞减少（$1.40×10^9$/L），谷草转氨酶升高（39.98 U/L），尿素水平（2.28 mmol/L）和肌酐水平（25.33 μmol/L）仍偏低。

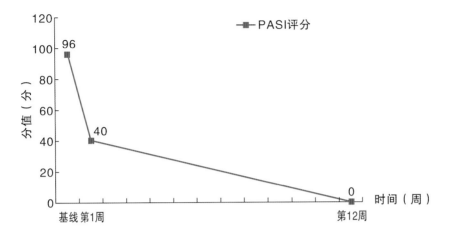

图 11.5 患者 PASI 变化曲线

胸腹部　　　　　背部　　　　　下肢

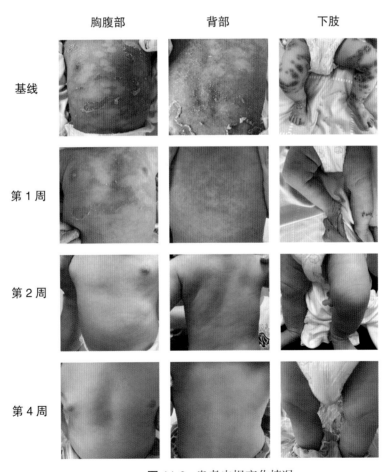

图 11.6 患者皮损变化情况

165

治疗体会

　　本病例为 1 岁银屑病患儿，但周身泛发脓疱，伴发热 3 周，病情严重，需尽快控制病情。《中国银屑病生物治疗专家共识（2019）》[1] 指出，泛发性脓疱型银屑病尚未被批准为生物治疗的适应证，但国内外均有临床应用的报告，如需使用生物制剂，要根据患者的具体情况进行综合评估。儿童用药仍需充分衡量疗效与安全性，本病例根据儿童体重减少用量，使用司库奇尤单抗 30 mg 治疗结果显示，司库奇尤单抗起效快速，疗效显著，治疗 1 周后，清除皮损面积近 60%，第 12 周患者即达到皮损完全清除，随访过程中未发现不良反应，安全性良好。患儿家长对治疗十分满意。

参考文献

[1] 中华医学会皮肤性病学分会, 中国医师协会皮肤科医师分会, 中国中西医结合学会皮肤性病专业委员会. 中国银屑病生物治疗专家共识 (2019)[J]. 中华皮肤科杂志, 2019, 52(12):863–871.

（南方医科大学皮肤病医院　余晓玲）

讨论　儿童银屑病患者的生物制剂治疗

　　银屑病是一种常见的慢性炎症性皮肤病，约 1/3 的患者发病起始于儿童时期[1]。研究表明，儿童银屑病患病率约为 128/100 000，其中，中重度银屑病患病率为 16/100 000[2]。随着年龄的增长，儿童银屑病患病率几乎呈线性增长趋势，18 岁银屑病患病率可达 1 岁儿童的 10 倍以上[3]。与成人类似，银屑病患儿可出现寻常型、脓疱型、红皮病型等多种临床类型，同时也可能累及头皮、甲、面部等特殊部位[4,5]。除皮肤症状外，儿童银屑病及其严重程度与肥胖、心血管疾病、代谢综合征、糖尿病等多种共患病风险增加显著相关[6]。研究表明，儿童银屑病患者中，高脂血症、糖尿病和高血压的发病率增加 1 倍，而克罗恩病发病率增加 2~3 倍[3]。队列研究显示，银屑病患儿的肥胖患病率为 8.6%，显著高于未患银屑病同龄人群[5]。另外，随着儿童银屑病持续时间的增加，代谢性疾病患病率随之增加[4]。共患病不仅会增加疾病负担，也可对生活质量造成负面影响[7]。

　　儿童银屑病对患儿的身心发育、成长及其父母、家庭会造成明显影响。一方面，与健康儿童相比，银屑病患儿表现出明显的身体损伤、情绪障碍、社交障碍、学校活动障碍，且健康相关生活质量（HRQoL）显著受损，患儿在学校中常遭受污名化及取笑或欺凌[1,8]。与患关节炎、哮喘或糖尿病等其他慢性疾病患儿相比，斑块状银屑病患儿往往遭受更严重的情绪障碍[8]。另一方面，儿童银屑病也会对患儿父母的生活质量造成实质性的负面影响，如经济负担、工作效率低、个人健康受损等[9]。有效治疗银屑病是改善银屑病患儿生活质量最重要的方法[10]。一项前瞻性临床队列观察研究显示，更高的皮损清除率可帮助实现更高的儿童皮肤病生活质量指数（CDLQI）改善，以及更高的 CDLQI 0/1 应答率，而与局部治疗相比，系统治疗对 CDLQI 的改善程度更高[11]。

　　治疗儿童银屑病的目标是改善患儿的身体和心理症状，尽量减轻疾病对患儿社会心理发展的影响，并尽量避免治疗药物对患儿生长发育的不利影响[12]。与成人相比，考虑治疗方案对儿童的长期累积毒性更为重要[13]。对于轻度银屑病患儿，通常进行局部治疗，常用药物包括皮质类固醇、钙调神经磷酸酶抑制剂、维生素 D 类似物等。皮质类固醇的局部用药可有效改善患儿银屑病斑块，但会引发红斑、轻度皮肤萎缩、干燥及色素沉着等不良反应[14]。《中国银屑病诊疗指南（2018

完整版）》[15] 指出，皮质类固醇的局部治疗对儿童有发育延迟、全身反应的潜在风险，颜面部需谨慎使用。同时，指南不推荐卡泊三醇倍他米松用于 18 岁以下儿童及青少年的局部治疗[15]。临床研究表明，他克莫司软膏可明显改善患儿皮损，但会引起灼热感、刺激与明显瘙痒[16,17]。局部治疗药物的耐受性、药物安全性问题，特别是局部皮质类固醇，会导致银屑病患儿依从性差[18]。经典光疗包括窄谱 UVB（NBUVB）和补骨脂素加 UVA（PUVA）。在儿童中，光疗耐受性良好，但存在光毒性风险。在法国，8 岁以内的儿童不推荐使用光疗[13]。《中国银屑病诊疗指南（2018 完整版）》指出，长期使用 NBUVB 的不良反应主要为光老化，而 PUVA 在 12 岁以下的银屑病患者是相对禁忌的[15]。

中重度银屑病患儿主要需要系统治疗，如环孢素、氨甲蝶呤、阿维 A 和生物制剂。《中国银屑病诊疗指南（2018 完整版）》指出，对于儿童和青少年，只能在严重病例和其他药物治疗无效的情况下慎重使用环孢素[15]。氨甲蝶呤可安全有效地改善儿童银屑病，但应间歇性使用以防毒性的长期积累。而长期使用维 A 酸对儿童骨骼生长不利，如造成骨骺过早闭合、肌腱钙化和骨肥大。此外，维 A 酸的黏膜相关不良反应会降低患儿的治疗依从性[19]。一项欧美多中心回顾性研究显示，在儿童银屑病中，因不良事件而停止治疗更常见于传统系统治疗，需要对系统治疗儿童银屑病的长期风险进行跟踪[20]。

目前，我国银屑病患儿使用生物制剂主要参考美国食品药品监督管理局（FDA）或欧洲药品管理局（EMA）的推荐意见[21]。依那西普、阿达木单抗和乌司奴单抗已被 FDA 或 EMA 批准用于儿童银屑病[22]，其中阿达木单抗于 2020 年获得中国国家药品监督管理局批准用于 4 岁及以上儿童斑块状银屑病[23]。一项真实世界队列研究显示，生物制剂治疗儿童银屑病实现 PASI 75 和 PGA 0/1 及降低平均 PGA 和 PASI 评分的疗效显著优于氨甲蝶呤，并且生物制剂的药物留存率更高[22]。TNF-α 抑制剂和乌司奴单抗生物制剂在治疗儿童中重度银屑病方面显著有效且相对安全，并可显著改善患儿生活质量。一项阿达木单抗对比氨甲蝶呤治疗重度斑块状银屑病患儿的随机、双盲Ⅲ期临床研究显示，阿达木单抗组的 PASI 75 应答迅速，第 4 周显著高于氨甲蝶呤组；第 16 周，阿达木单抗组的 PASI 75 应答率为 57.9%，明显高于氨甲蝶呤组[24]。同样，阿达木单抗组 PGA 0/1 应答率、PASI 90 应答率和 PASI 100 应答率均高于氨甲蝶呤组；与对应基线相比，阿达木单抗组的 CDLQI 评分的平均改善高于氨甲蝶呤组[24]。阿达木单抗治疗 52 周内，PASI 75、PASI 90、PASI 100 和 PGA 0/1 应答疗效获得长期维持，且未观察到新的安全性问题[25]。一项随机对照的Ⅲ期临床研究显示，早在第 2 周，依那西普就可显著改善 CDLQI 总分；第 12 周，依那西普组的平均 CDLQI 改善率为 52.3%，显著高于安慰剂组[26]。并且，与未实现 PASI 75 的患者相比，依那西普治疗达到 PASI 75 应答的患者的平均 CDLQI 改善率更大，说明依那西普可对银屑病患儿的总体生活质量产生具有临床意义的改善[26]。一项为期 5 年开放标签的临床研究显示，依那西普治疗 96~264 周期间，疗效相对稳定，PASI 75 应答率在60%~70%，PASI 90 应答率在 30%~40%[27]。264 周内，依那西普在儿童患者中总体耐受性良好，但有 7 例患者报告了 8 项严重不良事件，其中出现的蜂窝织炎被认为与依那西普治疗有关[27]。另一项多中心、随机、双盲、安慰剂对照的乌司奴单抗治疗儿童银屑病的Ⅲ期临床研究（CADMUS）显示，乌司奴单抗起效迅速，第 4 周，约 1/3 患者实现 PGA 0/1；第 12 周，乌司奴单抗标准剂量组的 PGA 0/1 应答率为 69.4%，显著高于安慰剂[28]。并且，乌司奴单抗标准剂量组的 PASI 75 应答率、PASI 90 应答率和 PASI 100 应答率分别为 80.6%、61.1%、38.9%，均显著高于安慰剂组。PGA 0/1、PASI 75 和 PASI 90 应答的良好疗效维持至第 52 周。52 周治疗期间，患儿的 CDLQI 及 HRQoL 得到显著改善。第 52 周，乌司奴单抗标准剂量组的 CDLQI 0/1 应答率为 58.6%。60 周内，未出现恶性肿瘤、活动性肺结核、机会性感染、过敏反应或血清病样反应等不良事件[28]。

　　IL-17A 抑制剂司库奇尤单抗在欧盟[29]、中国相继获批用于儿童的中重度斑块状银屑病。在儿童银屑病致病机制中，虽然儿童银屑病皮损中 IL-17A+CD4+T 细胞低于成人银屑病患者，但与健康同龄人相比，儿童银屑病皮损中 IL-17A+CD4+T 细胞有所增加，并且 IL-17A+CD8+T 细胞显著升高，产生更多 IL-17A[30]。IL-17A 抑制剂可显著改善儿童银屑病皮肤症状、瘙痒及患儿生活质量，并且安全性良好。司库奇尤单抗短期疗效显著，并可维持长期良好疗效。一项多中心开放标签的Ⅲ期临床研究显示，司库奇尤单抗治疗第 24 周，PASI 75 应答率为 95.2%，PASI 90 应答率为 88.1%，PASI 100 应答率为 66.7%；IGA 0/1 应答率为 92.9%，CDLQI 0/1 应答率为 60.5%[31]。一项多中心、随机、双盲的Ⅲ期临床研究显示，司库奇尤单抗治疗重度斑块状银屑病患儿早在第 4 周起效，PASI 75 应答率、PASI 90 应答率和 PASI 100 应答率均高于依那西普；第 12 周，PASI 90 应答率显著高于依那西普，疗效优越并且维持至第 52 周；第 52 周，司库奇尤单抗组 PASI 90 应答率为 80%，PASI 100 应答率为 47.5%[32]。另外，第 52 周，司库奇尤单抗组的 CDLQI 0/1 应答率为 66.7%，高于依那西普。司库奇尤单抗治疗儿童银屑病的长期安全性与成人银屑病的Ⅲ期研究一致，未观察到新的安全问题[32]。同时，司库奇尤单抗可有效改善银屑病患儿关节病变及其他类型的严重银屑病。病例报告显示，经多种传统系统治疗和 TNF-α 抑制剂治疗疗效不佳的重度银屑病患儿，转换为司库奇尤单抗 3 个月后，除皮损明显减少外，指甲恢复正常生长，关节疼痛明显改善[33]。严重的泛发性脓疱型银屑病患儿使用司库奇尤单抗后，皮损症状迅速改善，最终完全清除皮损和全身炎症[34]。

总之，儿童时期银屑病发病可明显影响患儿身心健康，未得到及时、有效治疗会进一步对患儿造成深远影响。对于儿童的中重度斑块状银屑病，生物治疗表现出明显优于传统系统治疗的优势，可快速改善皮损、长期维持良好疗效，不良事件发生率低，并且药物留存率相对较高。新一代生物制剂在国外被批准用于儿童银屑病，极大地推动了儿童银屑病的高效治疗，并为我国儿童银屑病的治疗带来希望。

参考文献

[1] Osier E, Wang AS, Tollefson MM, et al. Pediatric psoriasis comorbidity screening guidelines[J]. JAMA Dermatol, 2017, 153(7): 698–704.

[2] Paller AS, Singh R, Cloutier M, et al. Prevalence of psoriasis in children and adolescents in the United States: a claims-based analysis[J]. J Drugs Dermatol, 2018, 17(2): 187–194.

[3] Augustin M, Glaeske G, Radtke MA, et al. Epidemiology and comorbidity of psoriasis in children[J]. Br J Dermatol, 2010, 162(3): 633–636.

[4] Kelati A, Baybay H, Najdi A, et al. Pediatric psoriasis: should we be concerned with comorbidity? cross-sectional study[J]. Pediatr Int, 2017, 59(8): 923–928.

[5] Blegvad C, Nybo Andersen AM, Groot J, et al. Clinical characteristics including cardiovascular and metabolic risk factors in adolescents with psoriasis[J]. J Eur Acad Dermatol Venereol, 2020, 34(7): 1516–1523.

[6] Phan K, Lee G, Fischer G. Pediatric psoriasis and association with cardiovascular and metabolic comorbidities: Systematic review and meta-analysis[J]. Pediatr Dermatol, 2020, 37(4): 661–669.

[7] Na CH, Chung J, Simpson EL. Quality of life and disease impact of atopic dermatitis and psoriasis on children and their families[J]. Children (Basel), 2019, 6(12): 133.

[8] Varni JW, Globe DR, Gandra SR, et al. Health-related quality of life of pediatric patients with moderate to severe plaque psoriasis: comparisons to four common chronic diseases[J]. Eur J Pediatr, 2012, 171(3): 485–492.

[9] Tollefson MM, Finnie DM, Schoch JJ, et al. Impact of childhood psoriasis on parents of affected children[J]. J Am Acad Dermatol, 2017, 76(2): 286–289.e5.

[10] Gonzalez J, Cunningham K, Perlmutter J, et al. Systematic review of health-related quality of life in adolescents with psoriasis[J]. Dermatology, 2016, 232(5): 541–549.

[11] Bruins FM, Bronckers IMGJ, Groenewoud HMM, et al. Association between quality of life and improvement in psoriasis severity and extent in pediatric patients[J]. JAMA Dermatol, 2020,

156(1): 72–78.

[12] Dogra S, Kaur I. Childhood psoriasis[J]. Indian J Dermatol Venereol Leprol, 2010, 76(4): 357–365.

[13] Mahé E. Childhood psoriasis[J]. Eur J Dermatol, 2016, 26(6): 537–548.

[14] Kravvas G, Gholam K. Use of topical therapies for pediatric psoriasis: a systematic review[J]. Pediatr Dermatol, 2018, 35(3): 296–302.

[15] 中华医学会皮肤性病学分会银屑病专业委员会. 中国银屑病诊疗指南（2018 完整版）[J]. 中华皮肤科杂志, 2019, 52（10）: 667–710.

[16] Steele JA, Choi C, Kwong PC. Topical tacrolimus in the treatment of inverse psoriasis in children[J]. J Am Acad Dermatol, 2005, 53(4): 713–716.

[17] Brune A, Miller DW, Lin P, et al. Tacrolimus ointment is effective for psoriasis on the face and intertriginous areas in pediatric patients[J]. Pediatr Dermatol, 2007, 24(1): 76–80.

[18] Shah KN, Cortina S, Ernst MM, et al. Psoriasis in childhood: effective strategies to improve treatment adherence[J]. Psoriasis (Auckl), 2015, 5: 43–54.

[19] Kaushik SB, Lebwohl MG. Psoriasis: which therapy for which patient: focus on special populations and chronic infections[J]. J Am Acad Dermatol, 2019, 80(1): 43–53.

[20] Bronckers IMGJ, Seyger MMB, West DP, et al. Safety of systemic agents for the treatment of pediatric psoriasis[J]. JAMA Dermatol, 2017, 153(11): 1147–1157.

[21] 中华医学会皮肤性病学分会, 中国医师协会皮肤科医师分会, 中国中西医结合学会皮肤性病专业委员会. 中国银屑病生物治疗专家共识 (2019)[J]. 中华皮肤科杂志, 2019, 52(12):863–871.

[22] Bronckers IMGJ, Paller AS, West DP, et al. A comparison of psoriasis severity in pediatric patients treated with methotrexate vs biologic agents[J]. JAMA Dermatol, 2020, 156(4): 384–392.

[23] 江建, 陈宏翔. 儿童银屑病生物治疗 [J]. 皮肤科学通报, 2020, 37(5): 496–502.

[24] Papp K, Thaçi D, Marcoux D, et al. Efficacy and safety of adalimumab every other week versus methotrexate once weekly in children and adolescents with severe chronic plaque psoriasis: a randomised, double-blind, phase 3 trial[J]. Lancet, 2017, 390(10089): 40–49.

[25] Thaçi D, Papp K, Marcoux D, et al. Sustained long-term efficacy and safety of adalimumab in paediatric patients with severe chronic plaque psoriasis from a randomized, double-blind, phase III study[J]. Br J Dermatol, 2019, 181(6): 1177–1189.

[26] Langley RG, Paller AS, Hebert AA, et al. Patient-reported outcomes in pediatric patients with psoriasis undergoing etanercept treatment: 12–week results from a phase Ⅲ randomized controlled trial[J]. J Am Acad Dermatol, 2011, 64(1): 64–70.

[27] Paller AS, Siegfried EC, Pariser DM, et al. Long-term safety and efficacy of etanercept in children and adolescents with plaque psoriasis[J]. J Am Acad Dermatol, 2016, 74(2): 280–287. e1–3.

[28] Landells I, Marano C, Hsu MC, et al. Ustekinumab in adolescent patients age 12 to 17 years with moderate-to-severe plaque psoriasis: results of the randomized phase 3 CADMUS study[J]. J Am Acad Dermatol, 2015, 73(4): 594–603.

[29] 中华医学会皮肤性病学分会儿童学组 , 中国医师协会皮肤科医师分会儿童皮肤病学组 , 中华医学会儿科学分会皮肤性病学组 , 等 . 中国儿童银屑病生物治疗专家共识 (2021)[J]. 中华皮肤科杂志 ,2021,54(11):943–950.

[30] Cordoro KM, Hitraya-Low M, Taravati K, et al. Skin-infiltrating, interleukin–22–producing T cells differentiate pediatric psoriasis from adult psoriasis[J]. J Am Acad Dermatol, 2017, 77(3): 417–424.

[31] Magnolo N, Kingo K, Laquer V, et al. A phase 3 open-label, randomized multicenter study to evaluate efficacy and safety of secukinumab in pediatric patients with moderate to severe plaque psoriasis: 24–week results[J]. J Am Acad Dermatol, 2022, 86(1):122–130.

[32] Bodemer C, Kaszuba A, Kingo K, et al. Secukinumab demonstrates high efficacy and a favourable safety profile in paediatric patients with severe chronic plaque psoriasis: 52–week results from a Phase 3 double-blind randomized, controlled trial[J]. J Eur Acad Dermatol Venereol, 2021, 35(4):938–947.

[33] Wells LE, Evans T, Hilton R, et al. Use of secukinumab in a pediatric patient leads to significant improvement in nail psoriasis and psoriatic arthritis[J]. Pediatr Dermatol, 2019, 36(3): 384–385.

[34] Köstner K, Prelog M, Almanzar G, et al. Successful use of secukinumab in a 4–year-old patient with deficiency of interleukin–36 antagonist[J]. Rheumatology (Oxford), 2018, 57(5): 936–938.

第12章 | 妊娠期银屑病

病例 1　妊娠期脓疱型银屑病 1 例

临床资料

基本情况　女性，37 岁，体重 59 kg。

主　诉　患者处于第 4 次妊娠的第 26 周，就诊前突然爆发脓疱，水肿性红斑，融合脓疱，伴高烧、不适、疼痛、瘙痒、恶心、呕吐、寒战和关节痛等全身症状。

既往史　24 岁时，第 1 次妊娠 24 周发生小面积脓疱；27 岁时，第 3 次妊娠 12 周爆发脓疱，类似于本次病情，选择终止妊娠。

既往治疗　局部皮质类固醇。

皮肤检查

- 患者皮损主要分布于腹部、腹股沟，四肢、双侧大腿内侧和腋窝。
- 患病体表面积（BSA）：30%。
- 银屑病皮损面积和严重程度指数（PASI）评分：10.6 分。
- 皮肤病生活质量指数（DLQI）评分：23 分。

实验室及影像学检查

- 血常规：正常。
- 肝功能：正常
- 肾功能：正常。
- 结核检测：（－）。

· HBV 检测：HBsAg（−），HBsAb（−），HBeAg（−），HBeAb（−），HBcAb（−）。

· HCV 检测：（−）。

· HIV 检测：（−）。

诊　断　重度脓疱型银屑病。

诊疗思维

　　患者起病急，病情较重，伴发严重全身症状，IL-17A 在脓疱形成中发挥关键作用。司库奇尤单抗靶向抑制 IL-17A，可快速改善脓疱，皮损清除率高，全面改善疾病状况。

　　患者处于妊娠期，考虑到母体和胎儿的安全，需选择安全性高的治疗。司库奇尤单抗为全人源单抗，且不增加不良妊娠结局风险，安全性良好，因此考虑选择司库奇尤单抗。

治　疗　给予患者司库奇尤单抗第 0 周 300 mg 皮下注射，第 1 周和第 2 周调整为 150 mg，使用 2 周共 3 次，皮损控制后未进一步使用。密切观察其病情变化及不良反应。

治疗效果及随访

· 治疗 14 d 后患者 PASI 评分降至 3.7 分，1 个月后皮损完全缓解。

· 治疗 14 d 后患者 DLQI 评分降至 5 分，1 个月后生活质量不再受影响。

· 患者皮损变化情况见图 12.1。

· 首次用药开始，定期监测胎儿和胎盘，未见异常。妊娠第 39 周，产下体重 3.1 kg 的健康男婴。随访 5 个月，患者皮损未见复发。

腹部　　　　　　　　　　上肢

基线

第 7 天

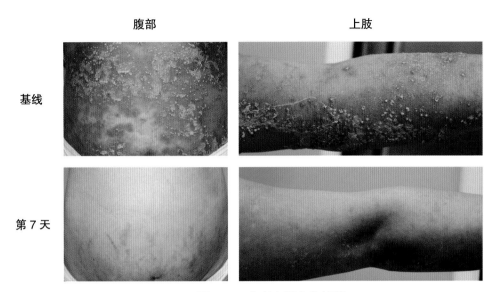

图 12.1　患者皮损变化情况

治疗体会

　　本病例中，患者处于妊娠期，突然暴发大面积脓疱，病情较重，伴发严重全身症状，患者迫切需要能够快速清除皮损、改善炎症且安全性良好的治疗方案。妊娠期脓疱型银屑病应尽快治疗，以避免母亲和胎儿发生严重并发症。传统药物和 TNF-α 抑制剂可对脓疱型银屑病产生一定疗效，但可能会诱发脓疱、妊娠高血压及胎儿畸形和自然流产等不良妊娠结局 [1, 2]。IL-17A 是介导脓疱形成的关键因子，司库奇尤单抗可快速清除皮损、维持长期疗效，并且明显改善不适、疼痛、发热等症状。Ⅲ期临床试验显示，司库奇尤单抗治疗泛发性脓疱型银屑病 3~4 周可达到 PASI 75；第 16 周，PASI 75 应答率为 83.3%，疗效维持至第 52 周 [3]。第 52 周，PASI 90 应答率为 63.6% [3]。全球安全数据库分析显示，妊娠患者中，未发现司库奇尤单抗增加药物相关的自然流产或先天性畸形的不良结局风险 [4]。因此，考虑到需要快速、高效清除皮损和改善症状，以及保证母体和胎儿的健康，本病例选择司库奇尤单抗 300 mg 进行治疗，结果显示，治疗 7 d 后母体皮损完全清除，无不良反应，胎儿正常。

参考文献

[1]Trivedi MK, Vaughn AR, Murase JE. Pustular psoriasis of pregnancy: current perspectives[J]. Int J Womens Health, 2018, 10:109-115.

[2] Huang YH, Chen YP, Liang CC, et al. Impetigo herpetiformis with gestational hypertension: a case report and literature review[J]. Dermatology, 2011, 222(3):221-224.

[3] Imafuku S, Honma M, Okubo Y, et al. Efficacy and safety of secukinumab in patients with generalized pustular psoriasis: A 52-week analysis from phase III open-label multicenter Japanese study[J]. J Dermatol, 2016, 43(9):1011-1017.

[4] Warren RB, Reich K, Langley RG, et al. Secukinumab in pregnancy: outcomes in psoriasis, psoriatic arthritis and ankylosing spondylitis from the global safety database[J]. Br J Dermatol, 2018, 179(5):1205-1207.

（上海市皮肤病医院　刘　娜）

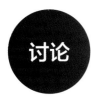 **讨论** 妊娠期银屑病的生物制剂治疗

　　银屑病是临床上常见的一种免疫介导的炎症性皮肤病，病程持久，反复发作。中国银屑病流行病学负担分析显示，1990—2017年，中国各年龄组的银屑病发病率均呈上升趋势，发病人数和发病率随着年龄增长表现为先增长后下降的趋势[1]，提示育龄期的银屑病患病风险呈增长趋势。一项大型队列研究显示，妊娠期银屑病患病率为2.9%[2]。每年约6.5万~10.7万例妊娠期银屑病女性中，9000~15 000例患有中重度银屑病[3, 4]。

　　妊娠本身是一个复杂的生理状态，对银屑病病程发展的影响较难预测。一项回顾性研究显示，妊娠期间，55.3%的银屑病患者出现改善，23.4%的患者出现恶化[5]。因此，银屑病可能对产妇的妊娠结局产生不利影响[6]。母体胎盘对银屑病炎症、并发症、治疗药物、吸烟和射线照射等产生应答，可能会影响妊娠结局[4]。银屑病患者在妊娠早期常出现肥胖、抑郁[7]。妊娠期银屑病患者中，妊娠糖尿病、妊娠高血压、子痫或先兆子痫风险增加。对于严重银屑病患者，早产和娩出低出生体重儿的风险更高[8-10]。另外，Moro等研究发现，与未患银屑病相比，育龄期女性银屑病患者的多囊卵巢综合征患病率显著升高，合并多囊卵巢综合征的银屑病患者发生胰岛素抵抗、高胰岛素血症、血脂异常等代谢综合征的风险增加，并且皮损可能更严重[11,12]。而妊娠期代谢综合征可对孕妇和分娩结局造成不良影响。孕妇羊水过多、胎膜早破、剖宫产、会阴裂伤和产后出血的发生率均显著升高[13]。另外，新生儿出现巨大儿、低出生体重儿、早产儿、胎儿窘迫、颅内出血和缺血缺氧性脑病的概率明显增加[13]。对于妊娠期合并免疫介导的炎症性疾病患者，妊娠结局与产妇疾病状况并重，若未及时治疗，则可能产生不良妊娠结局[14]。

　　妊娠同样也会给银屑病的治疗带来巨大挑战，治疗方案必须同时考虑到母体和胎儿的健康[15]。一项法国多中心调研结果显示，妊娠期是否能进行银屑病治疗及其对胎儿的影响，是就诊的银屑病患者考虑的主要问题[16]。美国一项调查显示，65%的银屑病患者在妊娠期停止银屑病治疗，其中44%的患者因为停止治疗造成银屑病症状恶化，即便如此，大部分患者仍然没有进行孕期银屑病病情的管理[17]。银屑病作为不良妊娠结局的一种危险因素，在妊娠前或妊娠期间控制银屑病病情，可能能够改善产妇和胎儿的健康[18]。因此，有效且安全治疗妊娠期银

屑病的问题亟待解决。

妊娠期间，轻度银屑病患者常使用局部治疗，而中重度银屑病患者则仍然需要使用系统治疗[4,19]。弱效或中效的局部皮质类固醇可用于妊娠期患者，但可能增加娩出低出生体重儿的风险，且妊娠早期使用局部皮质类固醇与唇腭裂显著相关[14,15,20]。他克莫司可偶尔小面积应用于褶皱部位和面部等区域，但可进入胎儿循环，与低出生体重、早产和新生儿高钾血症有关[15]。9%~25%的水杨酸可被全身吸收，对早期和晚期妊娠造成影响[21]。应谨慎使用水杨酸，避免大剂量应用于妊娠期患者[15]。局部维生素D类似物可能发生全身吸收，存在致畸风险，也应谨慎使用[15,21]。煤焦油与自然流产、先天性疾病及致畸有关[15]，地蒽酚具有潜在致癌性，可能影响生育能力及对胎儿造成危害，故均不推荐妊娠患者应用[22]。

UVB光疗是妊娠银屑病相对安全的治疗方案[17]，但窄谱UVB会显著降低血清平均叶酸水平，并与其总累积剂量直接相关。妊娠期叶酸的缺乏可增加胎儿神经管缺陷风险，也可能诱发结肠癌发生和同型半胱氨酸水平升高。因此，建议所有接受窄谱UVB光疗的育龄期女性补充叶酸[23]。而光化学疗法中补骨脂素具有致畸和致突变特性，因此PUVA治疗在妊娠期银屑病患者禁用[17]。

常用的传统系统药物氨甲蝶呤和阿维A在妊娠期银屑病患者中禁用[24]。氨甲蝶呤具有致畸和致突变风险，可导致流产、小颌畸形、发育迟缓、狭颅症、低位耳、四肢畸形等不良结局。系统药物维A酸具有致畸性，可引起心脏、颅面、胸腺和中枢神经系统畸形[7,14,15]。环孢素可用于妊娠期银屑病的系统治疗[25]。但环孢素可穿透血胎屏障，并在胎儿循环中达到母体血浆浓度的50%[15]。妊娠期银屑病患者使用环孢素常发生早产、低出生体重儿[26]，应避免长期、大剂量使用[24,26]。

近年来，我们不断尝试积极治疗妊娠期银屑病，特别是生物治疗对产妇健康和妊娠结局的疗效和安全性逐渐获得了国内外专家的关注和认可[6,22,27]。2020年，加拿大关于生物治疗育龄期女性银屑病的共识指出，患者应在妊娠前和妊娠期接受教育，了解生物治疗的获益和风险，以便在充分知情的情况下决定其治疗选择，包括妊娠期继续或停止生物治疗时权衡银屑病治疗的益处和不良事件的潜在风险[6]。由于伦理原因，妊娠期银屑病患者通常被排除在临床试验之外，因此，关于孕期安全用药的数据有限。但逐渐积累的生物制剂安全性数据显示，妊娠期使用生物制剂的风险相对较低，母体获益可能超过对胎儿的潜在风险[6,19]。由于妊娠早期缺乏抗体的胎盘转移，银屑病患者在妊娠早期使用生物制剂对母体和子代是安全的[6]。真实世界回顾性研究和病例系列显示，妊娠早期使用TNF-α抑制剂、乌司奴单抗，可明显改善皮损，未报告新生儿出生缺陷，无先天性异常、认知障碍等不良事件[28-30]。一项重度银屑病患者的病例系列显示，在妊娠早期或整个妊娠期，TNF-α 抑制剂和乌司奴单抗治疗可有效清除皮损，且在治疗过程中，妊娠患者均未经受不良影响，新生儿未出现先天性异常[31]。为期 4 年随访的乌司奴单抗治疗银屑病临床试验数据显示，31 例妊娠患者中，无胎儿出生缺陷或死亡被报道[32,33]。

一项真实世界回顾性研究显示，在妊娠早期，司库奇尤单抗治疗患者可实现皮损完全清除[30]。同时，新生儿出生体重正常，无先天性异常、认知障碍和其他疾病，且正常成长[30]。病例汇总与回顾表明，妊娠期使用司库奇尤单抗未增加流产或胎儿畸形风险。诺华全球安全数据库分析显示，292 例妊娠患者的自然流产率和先天性异常率与普通人群一致，未发现司库奇尤单抗增加药物相关的自然流产或先天性畸形的不良结局风险[34]。

妊娠期泛发性脓疱型银屑病是脓疱型银屑病罕见且严重的一种临床表现，被称为孕妇最危险和危及生命的皮肤病，起病急、易复发，治疗较困难。妊娠期泛发性脓疱型银屑病以全身泛发无菌性脓疱伴严重全身症状为特征，常伴高热、感染、低蛋白血症和电解质紊乱等，病情严重，可能导致流产、早产、胎盘功能低下，甚至胎死宫内等妊娠不良结局，甚至危及母体和胎儿生命[6,12]。司库奇尤单抗可以有效治疗妊娠期脓疱型银屑病。中国一项病例报告显示，患者在妊娠中后期爆发汇合脓疱和红斑，伴高热、不适、疼痛、恶心、呕吐和关节痛等全身症状[35]。病变主要位于腹部、四肢、腹股沟、双侧大腿内侧和腋窝等难治部位。启用司库奇尤单抗，7 d 皮损完全清除，随访无复发。司库奇尤单抗治疗期间，定期监测胎儿和胎盘，未发现胎盘功能不足，患者于 39 周产下健康男婴[35]。

妊娠期银屑病患者作为一类特殊人群在治疗上有其特殊性，需要同时考虑母体银屑病及其并发症症状、胎儿生长发育和妊娠结局，全面衡量银屑病治疗的益处和风险，找到有效且安全的治疗方案[15]。很多常用的局部治疗和传统系统治疗会导致不良妊娠结局，并对胎儿发育产生严重影响，因此需谨慎使用或被禁用[24]。随着生物制剂在治疗银屑病的显著疗效，以及在其他免疫介导的炎症性疾病妊娠期应用的安全性不断被国内外认可，可在充分权衡患者受益及潜在风险后使用生物制剂治疗妊娠期银屑病患者[22,36]。

参考文献

[1] 李慧贤, 胡丽, 郑焱, 等 . 基于全球疾病负担 (GBD) 大数据的中国银屑病流行病学负担分析 [J]. 中国皮肤性病学杂志 ,2021,35(4):386-392.

[2] Blegvad C, Nybo Andersen AM, Adam A, et al. Psoriasis as a predictor of cardiometabolic comorbidity in women: a study based on the Danish National Birth Cohort[J]. Acta Derm Venereol, 2019, 99(3): 274–278.

[3] Horn EJ, Chambers CD, Menter A, et al. Pregnancy outcomes in psoriasis: why do we know so little?[J]. J Am Acad Dermatol, 2009, 61(2): e5–8.

[4] Landau JL, Moody MN, Kazakevich N, et al. Psoriasis and the pregnant woman: what are the key considerations?[J]. Skin Therapy Lett, 2011, 16(9): 1–3.

[5] Murase JE, Chan KK, Garite TJ, et al. Hormonal effect on psoriasis in pregnancy and post partum[J]. Arch Dermatol, 2005, 141(5):601–606.

[6] Yeung J, Gooderham MJ, Grewal P, et al. Management of plaque psoriasis with biologic therapies in women of child-bearing potential consensus paper[J]. J Cutan Med Surg, 2020, 24(1_suppl): 3S–14S.

[7] Kurizky PS, Ferreira Cde C, Nogueira LS, et al. Treatment of psoriasis and psoriatic arthritis during pregnancy and breast feeding[J]. An Bras Dermatol, 2015, 90(3): 367–375.

[8] Bröms G, Haerskjold A, Granath F, et al. Effect of maternal psoriasis on pregnancy and birth outcomes: a population-based cohort study from Denmark and Sweden[J]. Acta Derm Venereol, 2018, 98(8): 728–734.

[9] 张沙沙, 宋向凤, 李敏, 等. 银屑病与不良妊娠结局相关性的 Meta 分析 [J]. 中华皮肤科杂志, 2020, 53(4):299–302.

[10] Yang YW, Chen CS, Chen YH, et al. Psoriasis and pregnancy outcomes: a nationwide population-based study[J]. J Am Acad Dermatol, 2011, 64(1): 71–77.

[11] Moro F, De Simone C, Morciano A, et al. Psoriatic patients have an increased risk of polycystic ovary syndrome: results of a cross-sectional analysis[J]. Fertil Steril, 2013, 99(3): 936–942.

[12] 田甜, 华绍芳, 刘明琪, 等. 银屑病合并妊娠研究进展 [J]. 国际妇产科学杂志, 2017, 44(3): 327–330.

[13] 田丽云. 妊娠期代谢综合征对产妇及新生儿的影响 [J]. 世界临床医学, 2015, 9（4）: 82.

[14] Flood KS, Savage KT, Porter ML, et al. Treatment of psoriasis in pregnancy[J]. Cutis, 2020, 106(2S): 15–20.

[15] Ferreira C, Azevedo A, Nogueira M, et al. Management of psoriasis in pregnancy—a review of the evidence to date[J]. Drugs Context, 2020, 9: 1–9.

[16] Maccari F, Fougerousse AC, Esteve E, et al. Crossed looks on the dermatologist's position and the patient's preoccupations as to psoriasis and pregnancy: preliminary results of the PREGNAN-PSO study[J]. J Eur Acad Dermatol Venereol, 2019, 33(5): 880–885.

[17] Gottlieb AB, Ryan C, Murase JE. Clinical considerations for the management of psoriasis in women[J]. Int J Womens Dermatol, 2019, 5(3): 141–150.

[18] Porter ML, Lockwood SJ, Kimball AB. Update on biologic safety for patients with psoriasis during pregnancy[J]. Int J Womens Dermatol, 2017, 3(1): 21–25.

[19] Mervic L. Management of moderate to severe plaque psoriasis in pregnancy and lactation in the

era of biologics[J]. Acta Dermatovenerol Alp Pannonica Adriat, 2014, 23(2): 27–31.

[20] Chi CC, Wang SH, Kirtschig G, et al. Systematic review of the safety of topical corticosteroids in pregnancy[J]. J Am Acad Dermatol, 2010, 62(4): 694–705.

[21] Rademaker M, Agnew K, Andrews M, et al. Psoriasis in those planning a family, pregnant or breast-feeding. The Australasian Psoriasis Collaboration[J]. Australas J Dermatol, 2018, 59(2): 86–100.

[22] 中华医学会皮肤性病学分会银屑病专业委员会 . 中国银屑病诊疗指南（2018 完整版）[J]. 中华皮肤科杂志 , 2019, 52(10): 667–710.

[23] El-Saie LT, Rabie AR, Kamel MI, et al. Effect of narrowband ultraviolet B phototherapy on serum folic acid levels in patients with psoriasis[J]. Lasers Med Sci, 2011, 26(4): 481–485.

[24] Kaushik SB, Lebwohl MG. Psoriasis: which therapy for which patient: focus on special populations and chronic infections[J]. J Am Acad Dermatol, 2019, 80(1): 43–53.

[25] Babalola O, Strober BE. Management of psoriasis in pregnancy[J]. Dermatol Ther, 2013, 26(4): 285–292.

[26] Paziana K, Del Monaco M, Cardonick E, et al. Ciclosporin use during pregnancy[J]. Drug Saf, 2013, 36(5): 279–294.

[27] Smith CH, Yiu ZZN, Bale T, et al. British Association of Dermatologists guidelines for biologic therapy for psoriasis 2020: a rapid update[J]. Br J Dermatol, 2020, 183(4): 628–637.

[28] Watson N, Wu K, Farr P, et al. Ustekinumab exposure during conception and pregnancy in patients with chronic plaque psoriasis: a case series of 10 pregnancies[J]. Br J Dermatol, 2019, 180(1): 195–196.

[29] Galluzzo M, D'Adamio S, Bianchi L, et al. Psoriasis in pregnancy: case series and literature review of data concerning exposure during pregnancy to ustekinumab[J]. J Dermatolog Treat, 2019, 30(1): 40–44.

[30] Odorici G, Di Lernia V, Bardazzi F, et al. Psoriasis and pregnancy outcomes in biological therapies: a real-life, multi-centre experience[J]. J Eur Acad Dermatol Venereol, 2019, 33(10): e374–e377.

[31] Lund T, Thomsen SF. Use of TNF-inhibitors and ustekinumab for psoriasis during pregnancy: a patient series[J]. Dermatol Ther, 2017, 30(3): e12454.

[32] Bangsgaard N, Rørbye C, Skov L. Treating psoriasis during pregnancy: safety and efficacy of treatments[J]. Am J Clin Dermatol, 2015, 16(5): 389–398.

[33] Lebwohl M, Leonardi C, Griffiths CE, et al. Long-term safety experience of ustekinumab in patients with moderate-to-severe psoriasis (Part I of II): results from analyses of general safety parameters from pooled Phase 2 and 3 clinical trials[J]. J Am Acad Dermatol, 2012, 66(5): 731–741.

[34] Warren RB, Reich K, Langley RG, et al. Secukinumab in pregnancy: outcomes in psoriasis, psoriatic arthritis and ankylosing spondylitis from the global safety database[J]. Br J Dermatol, 2018, 179(5): 1205–1207.

[35] Liu N, Zhu L, Cheng Y, et al. Successful treatment of recurrent pustular psoriasis of pregnancy with secukinumab: a case report[J]. Acta Derm Venereol, 2020, 100(15): adv00251.

[36] van der Woude CJ, Ardizzone S, Bengtson MB, et al. The second European evidenced-based consensus on reproduction and pregnancy in inflammatory bowel disease[J]. J Crohns Colitis, 2015, 9(2): 107–124.

第13章 合并结核感染的银屑病

 病例 1 合并潜伏性结核感染的银屑病 1 例

临床资料

基本情况 男性，37 岁，体重 72 kg。

主 诉 反复面部、躯干、四肢鳞屑性斑块伴瘙痒 2 年，加重 1 周。

现病史 1 周前出现面部、躯干、四肢红斑鳞屑，诊断为银屑病。

既往史 否认高血压史、糖尿病史。

皮肤检查

- 患者皮损主要分布于胸部、背部、下肢。
- 患病体表面积（BSA）：66%。
- 银屑病皮损面积和严重程度指数（PASI）评分：42.9 分。
- 皮肤病生活质量指数（DLQI）评分：12 分。

实验室及影像学检查

- 血常规：无明显异常。
- 肝功能：正常
- 肾功能：正常。
- T-SPOT 检测：（＋）。
- HBV 检测：HBsAg（－），HBsAb（＋），HBeAg（－），HBeAb（＋），HBcAb（＋）。提示患者为感染后免疫。

· HCV 检测：（－）。

· 胸部 X 线片检查：正常。

诊　断　重度斑块状银屑病。

诊疗思维

　　患者皮损面积大，生活质量差，需尽量满足患者对快速清除皮损、改善生活质量的需求，考虑采用积极治疗方案，拟进行生物制剂治疗。

　　本病例治疗前筛查 T-Spot 阳性，但胸部 X 线片检查正常且无结核感染病史，考虑可能存在潜伏性结核或 T-Spot 检查假阳性。HBV 感染经评估为感染后免疫。

　　出于安全性考虑，选择治疗方案时需重点评估其对乙肝感染、结核感染再激活的影响。考虑选择免疫反应下游靶点靶向药物 IL-17A 抑制剂进行治疗，以减少对免疫系统功能的影响。

治　疗　给予患者司库奇尤单抗 300 mg 皮下注射，前 5 周（0，1，2，3，4 周）每周 1 次，之后每月 1 次。密切观察其病情变化及不良反应。

治疗效果及随访

· 治疗 28 d 后患者的 PASI 评分下降至 11.9 分，下降 72.3%；治疗 93 d 后 PASI 评分降至 4.2 分，达到 PASI 90，皮损几乎完全清除（图 13.1）。

· 治疗 28 d 后患者的 DLQI 评分下降至 2 分，生活质量明显改善；治疗 93 d 后 DLQI 评分降至 1 分，患者生活质量几乎不受影响（图 13.2）。

· 患者皮损变化情况见图 13.3，治疗前后疗效对比见图 13.4。

· 治疗期间定期检测血常规、肝功能、肾功能，每半年复查结核、乙肝指标。未见异常变化。

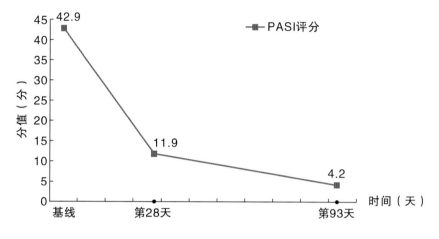

图 13.1 患者 PASI 变化曲线

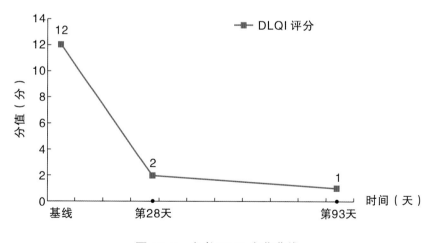

图 13.2 患者 DLQI 变化曲线

| | 胸部 | 背部 | 上肢 | 下肢前侧 | 下肢后侧 |

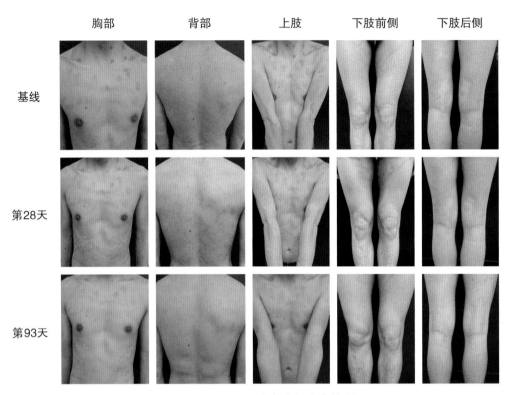

图 13.3　患者皮损变化情况

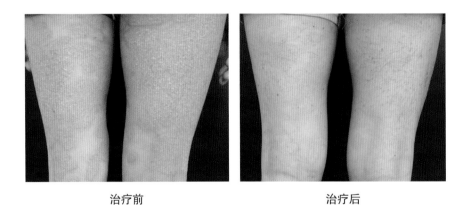

治疗前　　　　　　　　　　　治疗后

图 13.4　治疗前后疗效对比

治疗体会

考虑本病例合并潜伏性结核感染和既往 HBV 感染，应谨慎选择药物。我国乙肝、结核感染率高，已成为不容忽视的安全性问题。针对合并潜伏性结核感染的银屑病患者，《中国银屑病生物治疗专家共识（2019）》[1]建议通过用药前筛查及预防性抗结核治疗减少结核活化可能，治疗过程中，还需定期随访；如使用 TNF-α 抑制剂，需增加随访频次。同时建议测定患者的肝功能、血清 HBV 抗原 / 抗体及 HBV-DNA 水平，综合评估 HBV 感染及肝功能状态变化并及时针对性处理，并指出在乙肝、结核感染患者中，司库奇尤单抗的安全性可能优于 TNF-α 抑制剂。2020 年中国一项临床研究报道，20 例合并潜伏性结核的患者，其中 3 例经预防性治疗，17 例未经预防性治疗，随访中位时间 51.5 周，无结核再激活病例[2]。一项涵盖 7355 例患者的 21 项随机对照临床试验和上市后监测数据显示，司库奇尤单抗的结核和乙肝再激活率为零[3]，说明司库奇尤单抗对合并潜伏性结核和 HBV 感染的患者安全性良好。

本病例的治疗效果显示，司库奇尤单抗针对合并既往 HBV 感染、结核感染的银屑病患者，起效快、安全性良好。治疗仅 4 周，患者 PASI 评分改善 72.3%，DLQI 评分改善 83.3%；治疗 93 d 后，达到 PASI 90 应答；DLQI 评分降至 1 分，生活质量几乎不受影响。治疗期间定期检测患者的血常规、肝功能、肾功能，复查结核、乙肝指标，未见乙肝、结核再激活。

参考文献

[1] 中华医学会皮肤性病学分会, 中国医师协会皮肤科医师分会, 中国中西医结合学会皮肤性病专业委员会. 中国银屑病生物治疗专家共识 (2019)[J]. 中华皮肤科杂志, 2019, 52(12):863–871.

[2] Shu D, Zhang Z, Zhou EY, et al. Is chemoprophylaxis necessary for all latent tuberculosis infection patients receiving IL–17 inhibitors? A cohort study[J]. Dermatol Ther, 2020, 33(6):e14512.

[3] Deodhar A, Mease PJ, McInnes IB, et al. Long-term safety of secukinumab in patients with moderate-to-severe plaque psoriasis, psoriatic arthritis, and ankylosing spondylitis: integrated pooled clinical trial and post-marketing surveillance data[J]. Arthritis Res Ther, 2019, 21(1):111.

（重庆市中医院　胡祥宇）

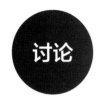

讨论 合并结核感染的银屑病的生物制剂治疗

结核是我国第二大传染病[1]，潜伏性结核感染（LTBI）是结核病的主要形式[2-4]。中国的 LTBI 负担较高，全国约有 3.5 亿人感染[5,6]。LTBI 发展为活动性结核，称为结核再激活，将造成严重的肺组织病理学恶化[4]。结核病常影响肺部，但在多达 1/3 的患者中，结核病还可传播到其他器官，如皮肤、淋巴结、骨骼、脑膜和中枢神经系统，并引起严重肺外疾病[4,7,8]。

对于银屑病患者来说，疾病本身与更高的结核病风险相关[9]。我国台湾地区一项回顾性队列研究显示，银屑病患者患结核病的风险升高，特别是重度银屑病患者[10]。

银屑病是免疫介导的慢性皮肤病，使用免疫调节剂治疗银屑病，可能引起结核再激活[3,8]。预防性抗结核治疗可以降低结核感染进展为活动性结核的风险[7]。国内外多项指南建议，对计划使用免疫抑制剂进行系统治疗的银屑病患者，应进行结核筛查，LTBI 患者需进行预防性抗结核治疗，并且在其治疗中密切监测结核再激活风险，特别是对于使用 TNF-α 抑制剂和氨甲蝶呤的患者[11-13]。

生物制剂促进了银屑病治疗的发展[14]，而合并 LTBI 的银屑病患者并非生物治疗的绝对禁忌，经呼吸科和感染科专家等多学科专家适当评估，可实现安全、有效治疗银屑病。当合并 LTBI 的银屑病患者需要系统治疗时，可考虑选择低风险的生物制剂[9,15]。LTBI 状态由结核感染者启动的免疫应答来维持[4]。与下游细胞因子（IL-17A）相比，上游细胞因子（TNF-α、IL-12、IL-23 等）更广泛地参与了对一系列细菌、真菌和机会感染的防御机制[16]。因此，下游炎症因子靶点如（IL-17A）对免疫影响更小[16]，提示靶向抑制 IL-17A 的结核再激活风险相对较低。

TNF-α 在控制结核分枝杆菌感染中发挥关键作用[4,17]。一方面，在结核感染早期，TNF-α 分泌增加，促进肉芽肿形成[4,8,18,19]。另一方面，TNF-α 是维持结核肉芽肿完整性的关键因子[4]，促进肉芽肿内部的干酪性坏死[4,18]。抑制 TNF-α 不仅可导致包裹结核分枝杆菌的肉芽肿破裂[4,20]，还可逆转结核分枝杆菌休眠，重新激活肉芽肿内的结核分枝杆菌[21]。因此，抑制 TNF-α 可能引起结核再激活[4,17]。多项回顾性研究和 meta 分析显示，TNF-α 抑制剂的结核再激活风险升高 2~6 倍[7,20,22]。与西方国家相比，亚洲国家患者使用 TNF-α 抑制剂患结核病的风险明显较高[23]。回顾性研究显示，TNF-α 抑制剂治疗合并 LTBI 银屑病患者过程中可引发结核再激活[24]。在 TNF-α 抑制剂中，与依那西普相比，英夫利西单抗和阿达木单抗引发结核病（包括结核再激活）更加常见[14,20,25]。对于使用 TNF-α 抑制剂的患者及高危人群，建议适当增加随访频率[26]。

除了 TNF-α 之外，IL-12/23p40 对控制细胞内结核感染至关重要[17]，IL-12/23p40 缺失更易引起结核感染[3,4]。Ⅲ期临床试验显示，乌司奴单抗治疗的 167 例合并 LTBI 银屑病患者中，1 例未进行预防性抗结核治疗的患者发生结核再激活[25,27]。此外，经预防性治疗的银屑病患者使用乌司奴单抗亦可出现结核再激活[8,28]。韩国一项真实世界数据显示，乌司奴单抗治疗后引发 3 例活动性结核病例[29]。因此，建议在抗结核预防性治疗至少 1 个月后再使用 TNF-α 抑制剂和 IL12/23 抑制剂乌司奴单抗[15,25,28]。

在进行抗结核治疗的情况下，古塞奇尤单抗治疗合并 LTBI 银屑病患者，尚未报道结核再激活病例[3,25]。随机对照Ⅲ期临床试验显示，古塞奇尤单抗治疗合并 LTBI 银屑病患者 100 周，未见结核再激活的病例报道，但肝功能异常的患者比例较高，其中分别有 47.1%、37.2% 的 LTBI 患者出现谷丙转氨酶值升高、谷草转氨酶值升高至对应上限值的 3 倍[30]。

相较于抑制 TNF-α，抑制 IL-17A 对结核再激活无明显影响[17]。体外研究表明，司库奇尤单抗未逆转结核分枝杆菌休眠，结核再激活风险低[21]。另外，结核感染期间，IL-17A 诱导的中性粒细胞募集可能加重慢性肺部感染病变和细菌负担[4,31]。抑制 IL-17A 可能减少肺部炎症和改善结核病预后[4]。在合并 LTBI 的银屑病患者进行适当抗结核治疗情况下，IL-17A 抑制剂可能是有效且安全的选择[32]。16 项临床试验的事后分析显示，依奇珠单抗在经抗结核治疗的合并 LTBI 银屑病患者中，未见报道结核再激活病例[33]。司库奇尤单抗治疗的 LTBI 患者结核再激活风险并未增加[2]。大量临床试验和上市后 5 年的安全性数据分析显示，经预防性治疗的合并 LTBI 银屑病患者使用司库奇尤单抗均未见结核再激活[34-36]。SCULPTURE 扩展研究显示，司库奇尤单抗治疗中重度斑块状银屑病患者 5 年期间，平均 PASI 改善率达 90% 以上，未报告新发结核感染或潜伏性结核再激活，安全性良好[37]。真实世界回顾性研究显示，IL-17A 抑制剂治疗经异烟肼治疗的合并 LTBI 银屑病患者，随访期间未发现结核再激活或新发结核感染病例[38]。

实际上，部分患者无法耐受抗结核治疗的不良反应，包括肝肾功能受损、异烟肼和（或）利福平过敏[31]。而无论是否进行预防性治疗，司库奇尤单抗治疗合并 LTBI 银屑病患者，均未报道结核再激活[3]。中国最近的一项队列研究显示，传统治疗和其他生物制剂治疗疗效不佳的合并 LTBI 银屑病患者接受司库奇尤单抗治疗，可明显清除皮损[39]。随访 268 周，无论是否进行抗结核预防性治疗，均未出现活动性结核感染，提示在合并 LTBI 的斑块状银屑病且无法进行抗结核预防性治疗的中国患者中，使用司库奇尤单抗可能是安全的[39]。

总之，我国结核感染负担较高，LTBI 人群数量庞大，结核再激活问题不容轻视。随着我国批准用于银屑病治疗的靶向免疫机制的生物制剂逐渐增多，合理、有效、安全地使用生物制剂已经成为临床医生极为关注的问题。建议准备接受生物制剂治疗的银屑病患者进行结核筛查和评估。对于合并 LTBI 的银屑病患者，IL-17A 抑制剂和 IL-23 抑制剂的安全性可能优于 TNF-α 抑制剂[26, 28]。

参考文献

[1] 国家卫生健康委员会. 2020 中国卫生健康统计年鉴 [M]. 北京：中国协和医科大学出版社，2020.

[2] Wu JJ, Merola JF, Feldman SR, et al. Treatment of psoriasis with secukinumab in challenging patient scenarios: a review of the available evidence[J]. Dermatol Ther (Heidelb), 2020, 10(3): 351–364.

[3] Nogueira M, Warren RB, Torres T. Risk of tuberculosis reactivation with interleukin (IL)–17 and IL–23 inhibitors in psoriasis-time for a paradigm change[J]. J Eur Acad Dermatol Venereol, 2021, 35(4): 824–834.

[4] O'Garra A, Redford PS, McNab FW, et al. The immune response in tuberculosis[J]. Annu Rev Immunol, 2013, 31: 475–527.

[5] Houben RM, Dodd PJ. The global burden of latent tuberculosis infection: a re-estimation using mathematical modelling[J]. PLoS Med, 2016, 13(10): e1002152.

[6] Cui X, Gao L, Cao B. Management of latent tuberculosis infection in China: exploring solutions suitable for high-burden countries[J]. Int J Infect Dis, 2020, 92S: S37–S40.

[7] https://apps.who.int/iris/handle/10665/336069.

[8] Kelsey A, Chirch LM, Payette MJ. Tuberculosis and interleukin blocking monoclonal antibodies: is there risk?[J]. Dermatol Online J, 2018, 24(9):13030/qt58j4n38m.

[9] Cantini F, Nannini C, Niccoli L, et al. Guidance for the management of patients with latent tuberculosis infection requiring biologic therapy in rheumatology and dermatology clinical practice[J]. Autoimmun Rev, 2015, 14(6): 503–509.

[10] Chen YJ, Wu CY, Shen JL, et al. Association between traditional systemic antipsoriatic drugs and tuberculosis risk in patients with psoriasis with or without psoriatic arthritis: results of a nationwide cohort study from Taiwan[J]. J Am Acad Dermatol, 2013, 69(1): 25–33.

[11] Menter A, Strober BE, Kaplan DH, et al. Joint AAD-NPF guidelines of care for the management and treatment of psoriasis with biologics[J]. J Am Acad Dermatol, 2019, 80(4): 1029–1072.

[12] Smith CH, Yiu ZZN, Bale T, et al. British Association of Dermatologists guidelines for biologic

therapy for psoriasis 2020: a rapid update[J]. Br J Dermatol, 2020, 183(4): 628–637.

[13] 中华医学会皮肤性病学分会银屑病专业委员会 . 中国银屑病诊疗指南 (2018 完整版)[J]. 中华皮肤科杂志 , 2019, 52(10):667–710.

[14] Medina-Gil C, Dehesa L, Vega A, et al. Prevalence of latent tuberculosis infection in patients with moderate to severe psoriasis taking biologic therapies in a dermatologic private practice in Miami, Florida[J]. Int J Dermatol, 2015, 54(7): 846–852.

[15] Sacchelli L, Magnano M, Loi C, et al. The unforeseen during biotechnological therapy for moderate-to-severe psoriasis: How to manage pregnancy and breastfeeding, infections from Mycobacterium tuberculosis, hepatitis B virus, hepatitis C virus, and HIV, surgery, vaccinations, diagnosis of malignancy, and dose tapering[J]. Dermatol Ther, 2020, 33(3): e13411.

[16] Blauvelt A, Lebwohl MG, Bissonnette R. IL–23/IL–17A Dysfunction Phenotypes Inform Possible Clinical Effects from Anti-IL–17A Therapies[J]. J Invest Dermatol, 2015, 135(8): 1946–1953.

[17] Segueni N, Tritto E, Bourigault ML, et al. Controlled Mycobacterium tuberculosis infection in mice under treatment with anti-IL–17A or IL–17F antibodies, in contrast to TNF α neutralization[J]. Sci Rep, 2016, 6: 36923.

[18] Etna MP, Giacomini E, Severa M, et al. Pro-and anti-inflammatory cytokines in tuberculosis: a two-edged sword in TB pathogenesis[J]. Semin Immunol, 2014, 26(6): 543–551.

[19] Tracey D, Klareskog L, Sasso EH, et al. Tumor necrosis factor antagonist mechanisms of action: a comprehensive review[J]. Pharmacol Ther, 2008, 117(2): 244–279.

[20] Minozzi S, Bonovas S, Lytras T, et al. Risk of infections using anti-TNF agents in rheumatoid arthritis, psoriatic arthritis, and ankylosing spondylitis: a systematic review and meta-analysis[J]. Expert Opin Drug Saf, 2016, 15(sup1): 11–34.

[21] Kammüller M, Tsai TF, Griffiths CE, et al. Inhibition of IL–17A by secukinumab shows no evidence of increased Mycobacterium tuberculosis infections[J]. Clin Transl Immunology, 2017, 6(8): e152.

[22] Baddley JW, Cantini F, Goletti D, et al. ESCMID Study Group for Infections in Compromised Hosts (ESGICH) Consensus Document on the safety of targeted and biological therapies: an infectious diseases perspective (Soluble immune effector molecules [I]: anti-tumor necrosis factor-α agents)[J]. Clin Microbiol Infect, 2018, 24 Suppl 2: S10–S20.

[23] Navarra SV, Tang B, Lu L, et al. Risk of tuberculosis with anti-tumor necrosis factor-α therapy: substantially higher number of patients at risk in Asia[J]. Int J Rheum Dis, 2014, 17(3): 291–298.

[24] Lee EB, Amin M, Man J, et al. Rates of latent tuberculosis infection in patients treated with TNF inhibitors for psoriasis: a retrospective chart review[J]. J Dermatolog Treat, 2018, 29(7): 671–675.

[25] Kaushik SB, Lebwohl MG. Psoriasis: Which therapy for which patient—Focus on special populations and chronic infections[J]. J Am Acad Dermatol, 2019, 80(1): 43–53.

[26] 中华医学会皮肤性病学分会 , 中国医师协会皮肤科医师分会 , 中国中西医结合学会皮肤性病专业委员会 . 中国银屑病生物治疗专家共识 (2019)[J]. 中华皮肤科杂志 , 2019, 52(12):863–871.

[27] Tsai TF, Ho V, Song M, et al. The safety of ustekinumab treatment in patients with moderate-to-severe psoriasis and latent tuberculosis infection[J]. Br J Dermatol, 2012, 167(5): 1145–1152.

[28] Plachouri KM, Georgiou S. Special aspects of biologics treatment in psoriasis: management in pregnancy, lactation, surgery, renal impairment, hepatitis and tuberculosis[J]. J Dermatolog Treat, 2019, 30(7): 668–673.

[29] Cho SI, Kang S, Kim YE, et al. Ustekinumab does not increase tuberculosis risk: Results from a national database in South Korea[J]. J Am Acad Dermatol, 2020, 82(5): 1243–1245.

[30] Puig L, Tsai TF, Bhutani T, et al. Safety in moderate-to-severe plaque psoriasis patients with latent tuberculosis treated with guselkumab and anti-tuberculosis treatments concomitantly: results from pooled phase 3 VOYAGE 1 & VOYAGE 2 trials[J]. J Eur Acad Dermatol Venereol, 2020, 34(8): 1744–1749.

[31] Ribero S, Licciardello M, Quaglino P, et al. Efficacy and Safety of Secukinumab in Patients with Plaque Psoriasis and Latent Tuberculosis[J]. Case Rep Dermatol, 2019, 11(Suppl 1): 23–28.

[32] Fowler E, Ghamrawi RI, Ghiam N, et al. Risk of tuberculosis reactivation during interleukin-17 inhibitor therapy for psoriasis: a systematic review[J]. J Eur Acad Dermatol Venereol, 2020, 34(7): 1449–1456.

[33] Mrowietz U, Riedl E, Winkler S, et al. No reactivation of tuberculosis in patients with latent tuberculosis infection receiving ixekizumab: A report from 16 clinical studies of patients with psoriasis or psoriatic arthritis[J]. J Am Acad Dermatol, 2020, 83(5): 1436–1439.

[34] Elewski BE, Baddley JW, Deodhar AA, et al. Association of Secukinumab Treatment With Tuberculosis Reactivation in Patients With Psoriasis, Psoriatic Arthritis, or Ankylosing Spondylitis[J]. JAMA Dermatol, 2021, 157(1): 43–51.

[35] van de Kerkhof PC, Griffiths CE, Reich K, et al. Secukinumab long-term safety experience: A pooled analysis of 10 phase II and III clinical studies in patients with moderate to severe plaque psoriasis[J]. J Am Acad Dermatol, 2016, 75(1): 83–98.e4.

[36] Deodhar A, Mease PJ, McInnes IB, et al. Long-term safety of secukinumab in patients with moderate-to-severe plaque psoriasis, psoriatic arthritis, and ankylosing spondylitis: integrated pooled clinical trial and post-marketing surveillance data[J]. Arthritis Res Ther, 2019, 21(1): 111.

[37] Bissonnette R, Luger T, Thaçi D, et al. Secukinumab demonstrates high sustained efficacy and a favourable safety profile in patients with moderate-to-severe psoriasis through 5 years of treatment (SCULPTURE Extension Study)[J]. J Eur Acad Dermatol Venereol, 2018, 32(9): 1507–1514.

[38] Wu CY, Chiu HY, Tsai TF. The seroconversion rate of QuantiFERON-TB Gold In-Tube test in psoriatic patients receiving secukinumab and ixekizumab, the anti-interleukin-17A monoclonal antibodies[J]. PLoS One, 2019, 14(12): e0225112.

[39] Shu D, Zhang Z, Zhou EY, et al. Is chemoprophylaxis necessary for all latent tuberculosis infection patients receiving IL-17 inhibitors? A cohort study[J]. Dermatol Ther, 2020, 33(6): e14512.

第 **14** 章 合并乙肝的银屑病

病例 1 合并乙肝的银屑病 1 例

临床资料

基本情况 男性，45 岁，体重 67 kg。

主　诉 银屑病病史 10 余年，曾于多家医院诊治，口服中药、外用激素类药膏等，效果不佳，皮损反复，逐渐加重。

现病史 头面、躯干和上肢见大片红斑块，鳞屑厚积、浸润明显。

既往史 乙肝。

既往治疗 患者于 2009 年无明显诱因头皮出现红斑、鳞屑，未行系统治疗。2015 年皮损波及全身，先后曾于多家医院诊治，口服中药、外用激素类药膏治疗 2 年多，用药好转，停药后复发。2017 年开始，口服阿维 A，每天 2 粒，皮损清除不彻底，同时出现口干、周身皮肤干燥。

皮肤检查

- 患者皮损主要分布于头部、面部、躯干、臀部和上肢。
- 患病体表面积（BSA）：22%。
- 银屑病皮损面积和严重程度指数（PASI）评分：19.5 分。

实验室及影像学检查

- 血常规：未见明显异常。
- 尿常规：未见明显异常。

· 肝功能：未见明显异常。

· 肾功能：未见明显异常。

· HBV 检测：HBsAg（+），HBsAb（−），HBeAg（−），HBeAb（+），HBcAb（+）。
提示患者感染乙肝病毒（小三阳）。

· HBV 定量检查：<1.0 e2 IU/mL。

· HCV 检测：（−）。

· 肝脏硬度检测：未见异常。

· 肿瘤标志物检测：正常。

· 腹部彩超：胆囊结石。

· PPD 检测：（−）

· T-SPOT 检测：（−）。

· 胸部 CT：未见明显异常。

诊　断　重度斑块状银屑病，慢性乙型肝炎恢复期。

诊疗思维

　　患者银屑病病史 10 余年，以上肢和躯干为重，头面及指甲均有改变，属于重度斑块状银屑病，经多种系统药物治疗疗效不佳，并且患者患有乙肝，无病毒 DNA 复制，为慢性非活动性乙肝。因患者伴有指甲改变，需警惕关节病型银屑病的发生。目前患者肝功能正常，可以在服用恩替卡韦 3 周后接受生物制剂治疗。

　　由于患者皮损较重，因而选择白介素类生物制剂进行治疗。司库奇尤单抗起效快、可实现皮损清除，兼具乙肝再激活风险低的优势，因此考虑司库奇尤单抗 300 mg 的治疗方案。

治　疗　给予患者司库奇尤单抗 300 mg 皮下注射，前 5 周（0，1，2，3，4 周）每周 1 次，之后每 2 个月 1 次。5 次密集治疗后，皮损完全消退，仅剩色素沉着，嘱患者密切观察皮损情况，若 1 个月后皮损仍在好转，可以适当延长注射时间间隔，因此，患者密集治疗后每 2 个月注射 1 次进行维持治疗。司库奇尤单抗治疗前 3 周和治疗过程中联合服用恩替卡韦进行抗病毒治疗，密切观察病情变化及不良反应。

治疗效果及随访

· 治疗 1 周后患者的 PASI 评分降至 16 分，2 周后 PASI 评分降至 10 分，3

周后 PASI 评分降至 2 分，达到 PASI 90，4 周后 PASI 评分降为 0 分，达到 PASI 100，皮损完全清除（图 14.1）。

· 患者皮损变化情况见图 14.2，治疗前后疗效对比见图 14.3。

· 首次用药开始，每 2 个月检查患者的血常规、肝肾功能、血脂八项、心功酶等常规项目，每 3 个月检查乙肝、结核等指标。从治疗到目前，患者各项指标无异常变化。

治疗体会

本病例中，患者银屑病病史 10 余年，以上肢和躯干为重，伴有指甲改变，经多种系统治疗疗效不佳，并且患者患有乙肝，无病毒 DNA 复制，为慢性非活动性乙肝。《中国银屑病诊疗指南（2018 完整版）》建议，HBsAg 阳性但 HBV 无复制且肝功能正常者，可应用生物制剂[1]。《中国银屑病生物制剂治疗专家共识（2019）》指出，从应用的安全性考虑，对于有罹患结核病、乙肝、心力衰竭的高风险因素或有既往病史者，司库奇尤单抗的安全性可能优于 TNF-α 抑制剂[2]。真实世界回顾性分析显示，司库奇尤单抗治疗合并 HBV 感染的中重度斑块状银屑病患者，同时进行抗病毒治疗，16 周后，皮损完全清除，未见乙肝再激活[3]。另外，IL-17A 是银屑病和关节病型银屑病炎症过程中的关键细胞因子，尽早使用 IL-17A 抑制剂可延缓关节进行性损害。研究显示，司库奇尤单抗可明显缓解关节炎症，阻断关节损害进展[4]。

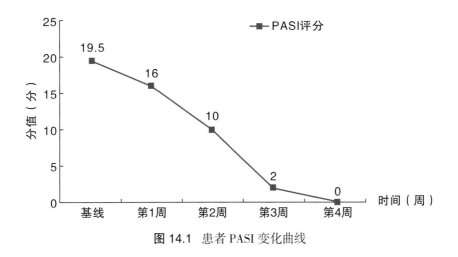

图 14.1 患者 PASI 变化曲线

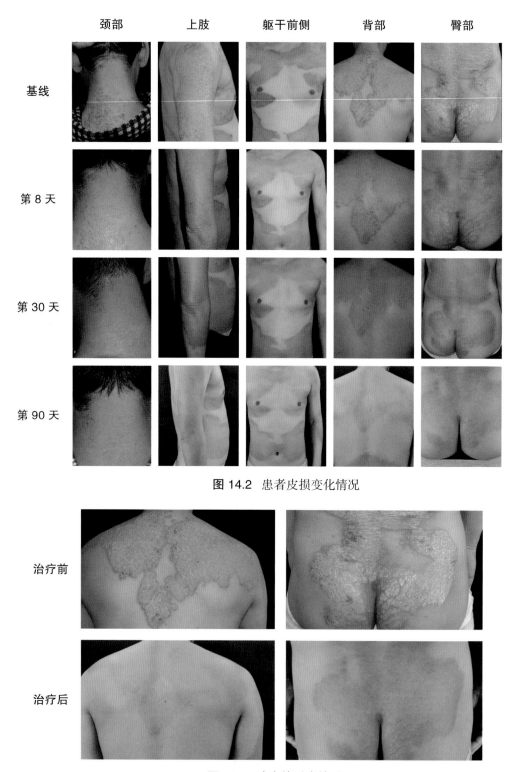

图 14.2　患者皮损变化情况

图 14.3　治疗前后疗效对比

　　因患者伴有指甲改变，为预防关节病型银屑病的发生，故选择司库奇尤单抗进行及时治疗。治疗结果显示，司库奇尤单抗对于合并非活动性乙肝的患者，4周达到皮损完全清除，治疗中未见乙肝再激活，疗效及安全性俱佳。

参考文献

[1] 中华医学会皮肤性病学分会银屑病专业委员会. 中国银屑病诊疗指南 (2018 完整版)[J]. 中华皮肤科杂志 , 2019, 52(10):667–710.

[2] 中华医学会皮肤性病学分会 , 中国医师协会皮肤科医师分会 , 中国中西医结合学会皮肤性病专业委员会. 中国银屑病生物治疗专家共识 (2019)[J]. 中华皮肤科杂志 , 2019, 52(12):863–871.

[3]Galluzzo M, D'Adamio S, Silvaggio D, et al. In which patients the best efficacy of secukinumab? Update of a real-life analysis after 136 weeks of treatment with secukinumab in moderate-to-severe plaque psoriasis[J]. Expert Opin Biol Ther, 2020, 20(2):173–182.

[4] Kampylafka E, Simon D, d'Oliveira I, et al. Disease interception with interleukin–17 inhibition in high-risk psoriasis patients with subclinical joint inflammation—data from the prospective IVEPSA study[J]. Arthritis Res Ther, 2019,21(1):178.

（吉林大学第二医院　夏建新）

病例 2　合并乙肝的银屑病 1 例

临床资料 ━━━━━━━━━━━━━━━━━━━━━━━━

基本情况　男性，43 岁，体重 85 kg。

主　诉　全身散在红斑鳞屑反复 20 年余。

现病史　斑块状银屑病病史 20 年。20 年前开始出现躯干、四肢红斑鳞屑，口服及外用药物治疗，效果不佳，患者治疗意愿强烈。

既往史　乙肝病史；否认家族史。

既往治疗　为乙肝患者，未重视，未治疗。银屑病曾口服中药，外用卡泊三醇软膏等治疗，效果欠佳。

皮肤检查

- ·患者皮损主要分布于背部、四肢。
- ·患病体表面积（BSA）：10%。
- ·银屑病皮损面积和严重程度指数（PASI）评分：13.4 分。
- ·皮肤病生活质量指数（DLQI）评分：24 分。

实验室及影像学检查

- ·血常规：正常。
- ·尿常规：正常。
- ·肾功能：正常。
- ·C 反应蛋白：正常。
- ·血沉：正常。
- ·肝功能：转氨酶轻度升高。
- ·抗核抗体（ – ），抗 ENA 抗体（ – ），抗 ds-DNA（ – ）。
- ·HBV 检测：HBsAg（ + ），HBsAb（ – ），HBeAg（ + ），HBeAb（ – ），HBcAb（ + ）。

· HBV DNA 定量：>6.6×10^6 IU/mL。

· T-SPOT 检测：（﹣）。

· 胸部 CT：未见明显异常。

诊　断　重度斑块状银屑病。

诊疗思维

　　患者病程较长且皮损较重，严重影响生活质量，经多种传统治疗疗效不佳，患者强烈希望得到良好的治疗，考虑选择生物制剂治疗方案。经生物制剂治疗前筛查，确定患者伴有活动性 HBV 感染，经感染科会诊后，决定联合抗 HBV 治疗。

　　经传统系统治疗疗效不佳的患者转换为司库奇尤单抗治疗。司库奇尤单抗能够快速起效，明显改善患者皮损和生活质量。大量临床研究与安全性监测数据显示，在结合抗病毒治疗的情况下，司库奇尤单抗治疗银屑病患者，未见 HBV 再激活，安全性良好，因此考虑司库奇尤单抗 300 mg 治疗方案。

治　疗　给予患者司库奇尤单抗 300 mg 皮下注射，前 5 周（0，1，2，3，4 周）每周 1 次，之后每月 1 次。密切观察其病情变化及不良反应。另给予患者恩替卡韦口服治疗乙肝，每天 1 片。

治疗效果及随访

· 治疗第 4 周患者的 PASI 评分降至 6.9 分；治疗第 8 周 PASI 评分降至 3 分，达到 PASI 75；治疗 12 周后 PASI 评分小于 1，达到 PASI 90（图 14.4）。

· 治疗第 4 周患者的 DLQI 评分由 24 分降至 3 分；治疗第 8 周 DLQI 评分降至 1 分，生活质量几乎不受影响；治疗 12 周后 DLQI 评分降为 0，生活质量完全不受影响（图 14.5）。

· 患者皮损变化情况见图 14.6。

· 使用司库奇尤单抗 1 个月后，复查 HBV DNA 定量降为 3.64×10^4 IU/mL，2 个月后复查 HBV DNA 定量降至 1.15×10^3 IU/mL，3 个月复查 HBV DNA 定量已经在正常范围。

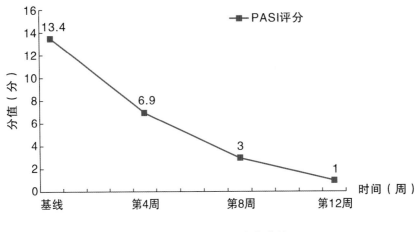

图 14.4　患者 PASI 变化曲线

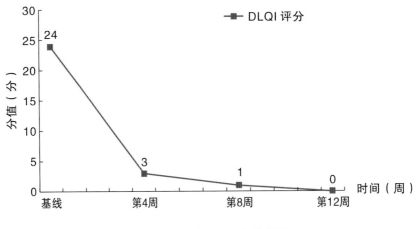

图 14.5　患者 DLQI 变化曲线

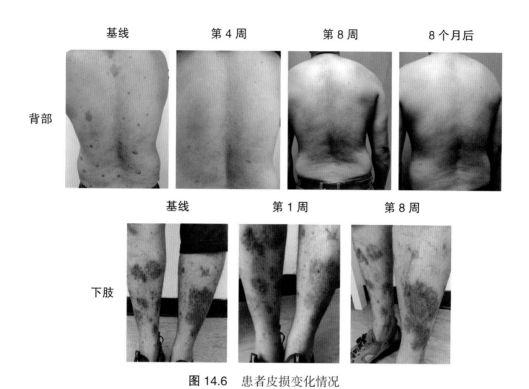

图 14.6　患者皮损变化情况

治疗体会

本例患者银屑病病史 20 年，伴随活动性 HBV 感染，既往治疗曾用过多种方案疗效不佳。传统系统治疗药物包括氨甲蝶呤、环孢素等，虽然可改善银屑病皮损，但是长期使用存在肝毒性、乙肝再激活风险，因此，乙肝患者一般要避免使用传统系统治疗药物[1, 2]。而乙肝再激活可能导致肝衰竭。接受免疫抑制治疗的患者，静息状态或者低复制状态的 HBV 病毒会暂时活化，导致严重的肝功能损伤甚至是肝衰竭，导致原发病治疗的减慢与中断，从而延误治疗，影响预后。IL-17 诱导肝脏星状细胞转化为成纤维细胞，促进肝硬化的形成。真实世界数据显示，使用司库奇尤单抗治疗合并活动性乙肝的银屑病患者，并接受抗病毒预防性治疗，未发生 HBV 再激活[3]。本病例选择司库奇尤单抗 300 mg 进行治疗，同时联合抗病毒治疗，在保证银屑病治疗疗效的同时，3 个月后 HBV DNA 定量也降至正常范围，证明治疗方案安全、有效。

参考文献

[1] Chularojanamontri L, Nimanong S, Wongpraparut C, et al. Impact of long-term systemic treatment for psoriasis on liver disease in psoriasis patients with coexisting hepatitis B virus infection[J]. Dermatol Ther, 2020, 33(6):e14008.

[2] Piaserico S, Messina F, Russo FP. Managing psoriasis in patients with HBV or HCV infection: practical considerations[J]. Am J Clin Dermatol, 2019, 20(6):829–845.

[3] Galluzzo M, D'Adamio S, Silvaggio D, et al. In which patients the best efficacy of secukinumab? Update of a real-life analysis after 136 weeks of treatment with secukinumab in moderate-to-severe plaque psoriasis[J]. Expert Opin Biol Ther, 2020, 20(2):173–182.

（深圳市龙岗中心医院　党　林）

讨论

合并乙肝的银屑病的生物制剂治疗

　　我国现存 HBV 感染者约 7000 万[1]。作为一种慢性、免疫介导的炎症性皮肤病，银屑病常伴发感染性疾病[2]。研究表明，银屑病患者的 HBV 感染率相对较高[3, 4]。合并 HBV 感染的银屑病患者的系统治疗面临挑战。使用免疫抑制药物可改变患者的抗病毒免疫状态，出现 HBV 再激活[2, 5, 6]。其特征主要为 HBV DNA 水平大幅升高，或之前 HBV DNA 水平低于检测下限的患者再次检测到 HBV DNA，或血清 HBeAg、HBsAg 由阴性转为阳性[7, 8]。HBsAg 和 HBeAg 阳性是 HBV 再激活的独立危险因素[7]。HBsAg 发生血清逆转后，可出现急性重型肝炎，HBV 再激活可能影响患者生存[9]。

　　国内外多项银屑病治疗指南建议，接受免疫抑制治疗前应进行 HBV 感染筛查，包括 HBsAg、HBsAb 和 HBcAb 等 HBV 感染指标[10-15]，必要时还需进行 HBV DNA 定量测定[11, 16]。根据银屑病患者的 HBV 感染状态进行生物治疗方案的选择，见图 14.7[10, 16]。建议在开始生物治疗后，定期监测患者的肝功能和 HBV 感染相关指标，通常每 3~6 个月监测 1 次[2, 10, 11, 14, 16]。HBsAg 阳性患者应用生

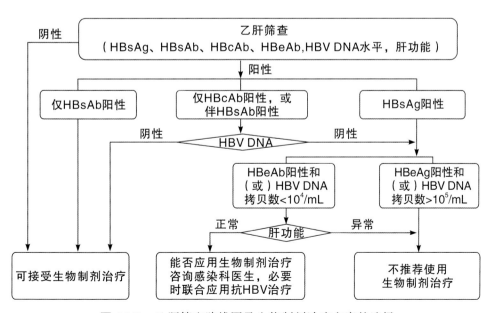

图 14.7　乙肝筛查路线图及生物制剂治疗方案的选择

物制剂时，必要时请感染科会诊是否需要抗病毒治疗[10]。抗病毒治疗可有效降低
HBV 再激活风险[7, 17]。在 HBV 感染的活跃期，通常使用抗病毒治疗控制 HBV 感染
后开始银屑病治疗[5]。

对于合并 HBV 感染的银屑病患者，尽管选择常见的传统系统治疗药物，如
氨甲蝶呤、环孢素、阿维 A，对改善皮损具有一定疗效，但可造成肝功能损伤及
HBV 再激活[18-22]。HBV 感染可使肝脏受损，而银屑病的传统系统治疗药物具有
不同程度的肝毒性，因此会增加肝损伤进一步恶化的风险[5]。

在密切监测肝功能、病毒载量并与感染科医生和肝病专家合作的情况下，生
物制剂可用于合并 HBV 感染的银屑病患者[13, 14]。不同种类生物制剂的靶点分子
在抗病毒感染中发挥不同作用。其中，TNF-α、IL-12/23 是抗病毒感染的上游因
子，并且广泛参与防御多种感染的免疫应答，而 IL-23 和 IL-17A 对抗病毒感染
信号通路无明显影响[23]，提示靶向抑制 IL-23 和 IL-17A 对机体抗病毒感染免疫
机制影响小，HBV 再激活风险可能相对较低。

TNF-α 是介导抗 HBV 感染免疫应答的关键细胞因子[6, 8, 9]。因此，TNF-α
抑制剂可能导致肝炎重新激活或疾病恶化[8, 9, 24]。一项系统性回顾性分析显示，
257 例 HBV 感染者使用 TNF-α 抑制剂，其中 5% 的 HBcAb 阳性患者发生 HBV
再激活，HBsAg 携带者的 HBV 再激活率达 39%[25]。虽然抗病毒治疗可降低 HBV
再激活率，但仍有 23% 的患者发生了 HBV 再激活[25]。同时 HBV 感染者使用
TNF-α 抑制剂，存在肝酶明显升高的风险[19]。一项回顾性研究显示，接受抗病
毒治疗后，合并慢性非活动性 HBV 感染的银屑病患者使用 TNF-α 抑制剂，虽然
未见病毒载量显著上升，但引起谷丙转氨酶和谷草转氨酶短暂上升[26]。由于停用
TNF-α 抑制剂后可能会发生 HBV 再激活，因此在停药后，应继续进行至少 6 个
月的常规随访和 HBV 监测[15]。

新一代生物制剂可能降低银屑病患者的 HBV 再激活风险[27]。一项多中心长
期队列研究显示，与 IL-17A 抑制剂治疗的患者相比，HBV 再激活更常见于使用
TNF-α 抑制剂的银屑病患者，并且 TNF-α 抑制剂治疗的银屑病患者会更快出现
HBV 再激活[7]。此外，慢性 HBV 感染者的外周血和肝内 IL-17A 显著升高，这
与肝损伤严重程度呈正相关[28, 29]，提示抑制 IL-17A 可能减轻肝损伤。上市 5 年
的安全性监测数据显示，司库奇尤单抗的累计暴露量约为 96 054 患者年，未见
乙肝再激活[30]。一项真实世界回顾性分析显示，司库奇尤单抗治疗中重度斑块状
银屑病患者第 16 周，PASI 75、90、100 应答率分别为 90%、79%、63%。疗效
维持至第 136 周[31]。在既往 HBV 感染的患者中，未出现病毒再激活；对于合并

活动性 HBV 感染的银屑病患者，使用司库奇尤单抗前开始抗病毒治疗，司库奇尤单抗治疗 16 周后，皮损完全清除，且治疗期间 HBV DNA 恢复至阴性[31]。

总之，对于合并 HBV 感染的银屑病患者，在规范的 HBV 筛查和监测情况下，可根据患者病毒复制水平、肝功能、风险及获益综合考虑使用生物制剂，必要时联合应用抗 HBV 治疗。基于目前的研究进展和真实世界数据，在密切监测肝功能、病毒载量的前提下，白介素类抑制剂对大多数合并 HBV 感染的银屑病患者是有效且相对安全的，尤其是 IL-17A 抑制剂。

参考文献

[1] 央视新闻客户端 [2020-07-28]. http://m.news.cctv.com/2020/07/28/ARTIi0rl1IBSIfKy7MbsBq GO200728.shtml.

[2] Nicoletta B, Alessandra N, Nevena S, et al. Management of psoriatic patients in biologic treatment associated with infectious comorbidities[J]. Postepy Dermatol Alergol, 2020, 37(3): 417–421.

[3] Suh HY, Yoon YB, Ahn JY, et al. Association of hepatitis B virus infection and psoriasis[J]. Ann Dermatol, 2017, 29(6): 822–824.

[4] Tsai TF, Wang TS, Hung ST, et al. Epidemiology and comorbidities of psoriasis patients in a national database in Taiwan[J]. J Dermatol Sci, 2011, 63(1): 40–46.

[5] Bonifati C, Lora V, Graceffa D, et al. Management of psoriasis patients with hepatitis B or hepatitis C virus infection[J]. World J Gastroenterol, 2016, 22(28): 6444–6455.

[6] Seetharam A, Perrillo R, Gish R. Immunosuppression in patients with chronic hepatitis B[J]. Curr Hepatol Rep, 2014, 13(3): 235–244.

[7] Chiu HY, Chiu YM, Chang Liao NF, et al. Predictors of hepatitis B and C virus reactivation in patients with psoriasis treated with biological agent: a nine-year multicenter cohort study[J]. J Am Acad Dermatol, 2019, 85(2): 337–344.

[8] Cannizzaro MV, Franceschini C, Esposito M, et al. Hepatitis B reactivation in psoriasis patients treated with anti-TNF agents: prevention and management[J]. Psoriasis (Auckl), 2017, 7: 35–40.

[9] Viganò M, Degasperi E, Aghemo A, et al. Anti-TNF drugs in patients with hepatitis B or C virus infection: safety and clinical management[J]. Expert Opin Biol Ther, 2012, 12(2): 193–207.

[10] 中华医学会皮肤性病学分会银屑病专业委员会 . 中国银屑病诊疗指南（2018 完整版）[J]. 中华皮肤科杂志 , 2019, 52（10）: 667–710.

[11] Saeki H, Terui T, Morita A, et al. Japanese guidance for use of biologics for psoriasis (the 2019 version)[J]. J Dermatol, 2020, 47(3): 201–222.

[12] Kaushik SB, Lebwohl MG. Psoriasis: which therapy for which patient: focus on special populations and chronic infections[J]. J Am Acad Dermatol, 2019, 80(1): 43–53.

[13] Menter A, Strober BE, Kaplan DH, et al. Joint AAD-NPF guidelines of care for the management and treatment of psoriasis with biologics[J]. J Am Acad Dermatol, 2019, 80(4): 1029–1072.

[14] Smith CH, Yiu ZZN, Bale T, et al. British Association of Dermatologists guidelines for biologic therapy for psoriasis 2020: a rapid update[J]. Br J Dermatol, 2020, 183(4): 628–637.

[15] Motaparthi K, Stanisic V, Van Voorhees AS, et al. From the Medical Board of the National Psoriasis Foundation: recommendations for screening for hepatitis B infection prior to initiating anti-tumor necrosis factor-alfa inhibitors or other immunosuppressive agents in patients with psoriasis[J]. J Am Acad Dermatol, 2014, 70(1): 178–186.

[16] 中华医学会皮肤性病学分会, 中国医师协会皮肤科医师分会, 中国中西医结合学会皮肤性病专业委员会. 中国银屑病生物治疗专家共识 (2019)[J]. 中华皮肤科杂志, 2019, 52(12):863–871.

[17] Snast I, Atzmony L, Braun M, et al. Risk for hepatitis B and C virus reactivation in patients with psoriasis on biologic therapies: a retrospective cohort study and systematic review of the literature[J]. J Am Acad Dermatol, 2017, 77(1): 88–97.e5.

[18] Chularojanamontri L, Nimanong S, Wongpraparut C, et al. Impact of long-term systemic treatment for psoriasis on liver disease in psoriasis patients with coexisting hepatitis B virus infection[J]. Dermatol Ther, 2020, 33(6): e14008.

[19] Chiu YM, Lai MS, Chan KA. Assessing risk of liver enzyme elevation in patients with immune-mediated diseases and different hepatitis B virus serostatus receiving anti-TNF agents: a nested case-control study[J]. Arthritis Res Ther, 2017, 19(1): 214.

[20] Nast A, Amelunxen L, Augustin M, et al. S3 Guideline for the treatment of psoriasis vulgaris, update—short version part 1—systemic treatment[J]. J Dtsch Dermatol Ges, 2018, 16(5): 645–669.

[21] Piaserico S, Messina F, Russo FP. Managing psoriasis in patients with HBV or HCV infection: practical considerations[J]. Am J Clin Dermatol, 2019, 20(6): 829–845.

[22] Murray HE, Anhalt AW, Lessard R, et al. A 12–month treatment of severe psoriasis with acitretin: results of a Canadian open multicenter study[J]. J Am Acad Dermatol, 1991, 24(4): 598–602.

[23] Blauvelt A, Lebwohl MG, Bissonnette R. IL–23/IL–17A dysfunction phenotypes inform possible clinical effects from Anti-IL–17A therapies[J]. J Invest Dermatol, 2015, 135(8): 1946–1953.

[24] Cho YT, Chen CH, Chiu HY, et al. Use of anti-tumor necrosis factor-α therapy in hepatitis B virus carriers with psoriasis or psoriatic arthritis: a case series in Taiwan[J]. J Dermatol, 2012, 39(3): 269–273.

[25] Pérez-Alvarez R, Díaz-Lagares C, García-Hernández F, et al. Hepatitis B virus (HBV) reactivation in patients receiving tumor necrosis factor (TNF)-targeted therapy: analysis of 257 cases[J]. Medicine (Baltimore), 2011, 90(6): 359–371.

[26] Fotiadou C, Lazaridou E, Ioannides D. Safety of anti-tumour necrosis factor-α agents in psoriasis patients who were chronic hepatitis B carriers: a retrospective report of seven patients and brief review of the literature[J]. J Eur Acad Dermatol Venereol, 2011, 25(4): 471–474.

[27] Carrascosa JM, Del-Alcazar E. New therapies versus first-generation biologic drugs in psoriasis: a review of adverse events and their management[J]. Expert Rev Clin Immunol, 2018, 14(4): 259–273.

[28] Huang Z, van Velkinburgh JC, Ni B, et al. Pivotal roles of the interleukin–23/T helper 17 cell axis

in hepatitis B[J]. Liver Int, 2012, 32(6): 894–901.

[29] Zhang JY, Zhang Z, Lin F, et al. Interleukin–17–producing CD4(+) T cells increase with severity of liver damage in patients with chronic hepatitis B[J]. Hepatology, 2010, 51(1): 81–91.

[30] Deodhar A, Mease PJ, McInnes IB, et al. Long-term safety of secukinumab in patients with moderate-to-severe plaque psoriasis, psoriatic arthritis, and ankylosing spondylitis: integrated pooled clinical trial and post-marketing surveillance data[J]. Arthritis Res Ther, 2019, 21(1): 111.

[31] Galluzzo M, D'Adamio S, Silvaggio D, et al. In which patients the best efficacy of secukinumab? Update of a real-life analysis after 136 weeks of treatment with secukinumab in moderate-to-severe plaque psoriasis[J]. Expert Opin Biol Ther, 2020, 20(2): 173–182.

第15章 | 低体重银屑病

病例 1 低体重银屑病 1 例

临床资料

基本情况 男性，22岁，体重50 kg。

主 诉 周身鳞屑性红斑、丘疹伴瘙痒，反复5年。

现病史 5年前出现皮肤红斑、鳞屑，诊断为银屑病。

皮肤检查

- 患者皮损主要分布于胸部、背部、四肢。
- 患病体表面积（BSA）：34%。
- 银屑病皮损面积和严重程度指数（PASI）评分：18.2分。
- 皮肤病生活质量指数（DLQI）评分：19分。

实验室及影像学检查

- 血常规：正常
- 肝功能：正常
- 肾功能：正常。
- T-SPOT 检测：（－）。
- HBV 检测：HBsAg（－），HBsAb（＋），HBeAg（－），HBeAb（－），HBcAb（－）。提示患者已对HBV感染有免疫力（接种过乙肝疫苗或感染后已恢复）。
- HCV 检测：（－）。

· 胸部 CT：双肺、心膈未见明显异常。

诊　断　重度斑块状银屑病。

诊疗思维

　　患者皮损面积大，病情严重，急需快速清除皮损。经与患者沟通，并在治疗前筛查排除禁忌证，选择疗效显著、具有灵活剂量的生物制剂，以适应低体重患者的需求。

　　司库奇尤单抗具备起效较快、疗效较好、安全性较高的优势，并且有 150 mg 剂量选择，针对患者体重小于 60 kg 的患者，可考虑选择 150 mg 的治疗方案。

治　疗　给予患者司库奇尤单抗 150 mg 皮下注射，前 5 周（0，1，2，3，4 周）每周 1 次，之后每月 1 次。密切观察其病情变化及不良反应。

治疗效果及随访

· 治疗 1 周后患者的 PASI 评分降至 8.6 分，治疗 3 周后降至 2 分，治疗 8 周后 PASI 评分降至 0 分，达到 PASI 100，皮损完全清除（图 15.1）。

· 治疗 1 周后患者的 DLQI 评分由 19 分降至 3 分，生活质量明显改善；治疗 8 周后降至 0 分，生活质量完全不受影响（图 15.2）。

· 患者皮损变化情况见图 15.3，治疗前后疗效对比见图 15.4。

· 从首次用药开始，每 2 个月检查血常规、肝肾功能、血脂八项、心功酶等常规项目，每 3 个月检查乙肝、结核等指标。从治疗到目前，患者各项指标正常。

治疗体会

　　本病例中，年轻男性患者全身皮损面积较大，其生活、工作、学习及社交活动均受到严重影响，对快速、有效清除皮损的需求迫切，选择司库奇尤单抗治疗。同时，患者体重仅 50 kg，身材偏瘦，此时应考虑药物剂量与体重之间的关系，选择兼顾疗效与安全性的药物剂量。中国批准用于银屑病的生物制剂使用剂量主要分为 3 类：①基于体重，如英夫利西单抗，静脉给药 5 mg/kg；②不依赖体重使用固定剂量；③一定体重范围内使用固定剂量，如司库奇尤单抗[1]。《中国银屑病生物制剂治疗指南（2021）》指出，成人银屑病患者推荐剂量为每次 300 mg，对于

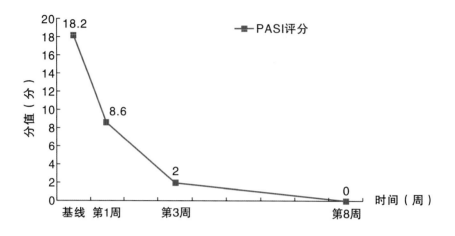

图 15.1　患者 PASI 变化曲线

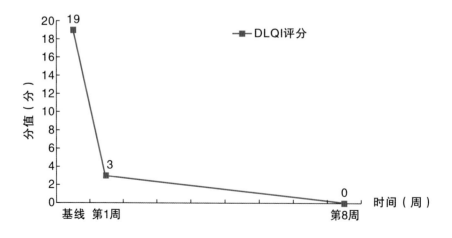

图 15.2　患者 DLQI 变化曲线

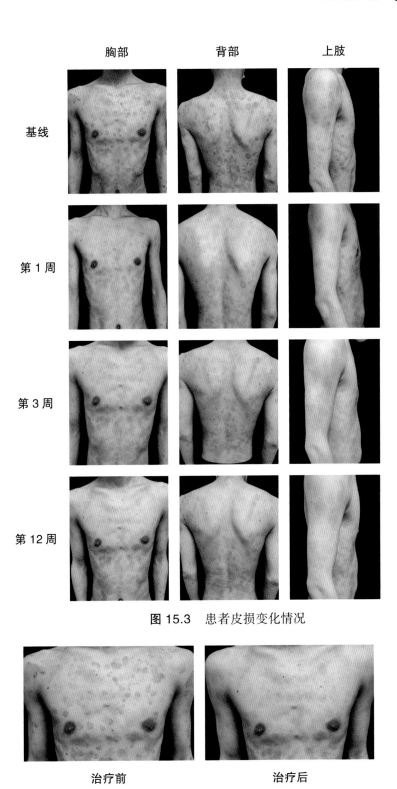

图 15.3　患者皮损变化情况

图 15.4　治疗前后疗效对比

体重 ≤ 60 kg 的患者，可每次使用 150 mg[1]。司库奇尤单抗中国 III 期临床试验结果中，150 mg 治疗组 16 周 PASI 75、90 应答率分别为 87.2%、65.7%，300 mg 治疗组 PASI 75、90 应答率为 97.7%、81%，150 mg 治疗组疗效虽然不及 300 mg 治疗组，但仍处于较高水平[2]。

因此，处方时综合考虑患者具体条件，结合体重、经济条件、治疗目标，本病例选择司库奇尤单抗 150 mg 进行治疗。结果显示，治疗 1 周后患者的 PASI 评分降至 8.6 分，治疗 3 周后降至 2 分，治疗 8 周后 PASI 评分及 DLQI 评分均降至 0 分，皮损完全清除且生活质量完全不受影响。疗效令人满意。

参考文献

[1] 中华医学会皮肤性病学分会,中国医师协会皮肤科医师分会,中国中西医结合学会皮肤性病专业委员会.中国银屑病生物制剂治疗指南(2021)[J].中华皮肤科杂志,2021,54(12):1033–1047.

[2] Cai L, Zhang JZ, Yao X, et, al. Secukinumab demonstrates high efficacy and a favorable safety profile over 52 weeks in Chinese patients with moderate to severe plaque psoriasis[J]. Chin Med J (Engl), 2020, 133(22): 2665–2673.

（大连市皮肤病医院　周　颖）

第 7 部分

合并共病的银屑病的生物制剂治疗

VII

第 16 章 合并共病的斑块状银屑病

 合并高尿酸血症的银屑病 1 例

临床资料

基本情况 男性，29 岁，体重 85 kg。

主　诉 全身红斑鳞屑 5 年。

现病史 患者 5 年前无诱因出现头皮、躯干红斑鳞屑，偶有瘙痒，诊断为银屑病。皮疹反复发作，冬重夏轻，逐渐蔓延至躯干、四肢，接受过阿维 A、复方氨肽素片、复方甘草酸苷片口服，外涂激素类乳膏等治疗，严重时加用窄谱紫外线及中药泡浴等物理治疗，病情可缓解，但停药后易反复。无关节肿痛等不适。

既往史 高尿酸血症病史 3 年，未予治疗。

既往治疗 口服阿维 A 30 mg/d，治疗 7 个月，疗效不佳。

皮肤检查

- 患者皮损主要分布于头皮、面部、胸部、背部、四肢、手、足、甲。
- 患病体表面积（BSA）：60%。
- 银屑病皮损面积和严重程度指数（PASI）评分：35.5 分。

实验室及影像学检查

- 血常规、肝功能、肾功能：未见明显异常。
- T-SPOT 检测：（-）。
- HBV 检测：HBsAg（-），HBsAb（+），HBeAg（-），HBeAb（-），

HBcAb（－）。提示患者已对 HBV 感染有免疫力（接种过乙肝疫苗或感染后已恢复）。

· HCV 检测：（－）。

· 胸部 X 线片：心肺未见异常。

诊　断　重度斑块状银屑病。

诊疗思维

　　患者既往经传统治疗疗效不佳，反复发作。综合考虑患者病情和既往治疗情况，并在生物制剂治疗前筛查排除禁忌证后，选择生物制剂治疗，以满足患者快速修复皮肤、正常参与社会活动或工作的需求。

　　司库奇尤单抗具备起效较快、清除特殊部位皮损的疗效较好、安全性较高的优势，因此考虑选择司库奇尤单抗 300 mg 的治疗方案。

治　疗　给予患者司库奇尤单抗 300 mg 皮下注射，前 5 周（0，1，2，3，4 周）每周 1 次，之后每月 1 次。密切观察其病情变化及不良反应。

治疗效果及随访

· 治疗 1 周后患者的 PASI 评分降至 10.2 分，治疗 12 周后降至 5 分，达到 PASI 75（图 16.1）。

· 患者皮损变化情况见图 16.2。

· 首次用药开始，每 2 个月检查血常规、肝肾功能、血脂八项、心功酶等常规项目，每 3 个月检查乙肝、结核等指标。从治疗到目前，患者各项指标无异常变化。

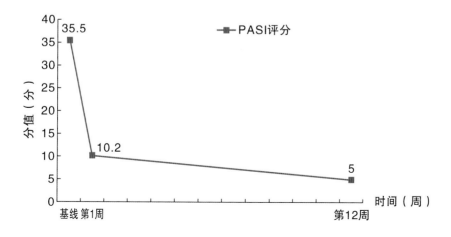

图 16.1　患者 PASI 变化曲线

| 胸部 | 背部 | 上肢 | 下肢 |

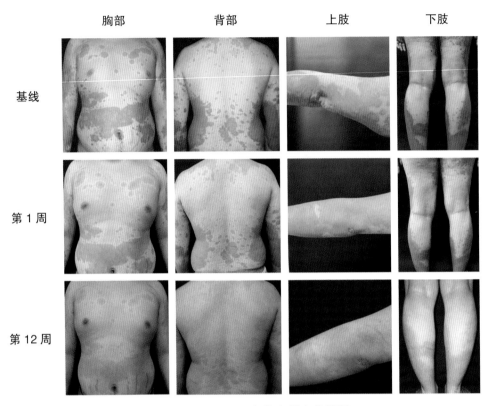

图 16.2　患者皮损变化情况

治疗体会

　　本病例中，年轻男性患者皮损累及全身多处，包括头部、甲等特殊部位，病情较重，严重影响社交、工作及生活，既往使用传统系统药物疗效不佳，迫切需要改善皮疹，回归正常生活、工作，因此选择司库奇尤单抗治疗。司库奇尤单抗中国Ⅲ期临床试验结果显示，300 mg 治疗组 16 周 PASI 75、90 应答率为97.7%、87%[1]。司库奇尤单抗Ⅲ b 期临床试验结果显示，300 mg 治疗头皮银屑病3 周即可显著清除头皮皮损；12 周，52.9% 的患者获得头皮严重程度指数（PSSI）90 应答；治疗 24 周，58.8% 患者获得 PSSI 90 应答[2]。司库奇尤单抗Ⅲ期临床试验结果显示，300 mg 治疗甲银屑病 16 周，甲银屑病严重程度指数（NAPSI）评分平均下降 45.3%；治疗 32 周，NAPSI 评分平均下降 63.2%[3]。

综合考虑患者特殊部位银屑病、经济条件和治疗目标，本病例选择司库奇尤单抗 300 mg 进行治疗，结果显示，治疗 1 周后 PASI 评分降至 10.2 分，治疗 12 周后降至 5 分，可快速改善皮损和患者生活质量，患者满意度达到 10 分。未见不良反应。

参考文献

[1] Cai L, Zhang JZ, Yao X, et al. Secukinumab demonstrates high efficacy and a favorable safety profile over 52 weeks in Chinese patients with moderate to severe plaque psoriasis[J]. Chin Med J (Engl), 2020, 133(22):2665–2673.

[2] Bagel J, Duffin KC, Moore A, et al. The effect of secukinumab on moderate-to-severe scalp psoriasis: Results of a 24–week, randomized, double-blind, placebo-controlled phase 3b study[J]. J Am Acad Dermatol, 2017, 77(4):667–674.

[3] Reich K, Sullivan J, Arenberger P, et al. Effect of secukinumab on the clinical activity and disease burden of nail psoriasis: 32–week results from the randomized placebo-controlled TRANSFIGURE trial[J]. Br J Dermatol, 2019, 181(5):954–966.

（南方医科大学皮肤病医院　张　娇）

病例 2　合并虹膜睫状体炎的关节病型银屑病 1 例

临床资料

基本情况　男性，63 岁，体重 62 kg。

主　诉　周身红斑、脱屑 14 年，关节痛 5 年。

现病史　14 年前因局部红斑、脱屑，外院诊断为银屑病。6 年前皮疹逐渐发展至躯干、面部、头皮。2018 年 1 月全身皮疹加重。5 年前因合并中轴关节和外周关节疼痛，诊断为关节病型银屑病。半年前因眼红、眼痛诊断为虹膜睫状体炎。

既往史　无手术史，无过敏史，无吸烟史。

既往治疗　涂抹复松霜等外用药膏，光疗（大功率 UVA1、全身 NB-UVB），阿维 A + 氨甲蝶呤；泼尼松片每次 3 片（每片 5 mg），每天 1 次治疗虹膜睫状体炎 2 d，眼部症状改善；持续使用：依那西普 + 氨甲蝶呤每次 2 片（每片 2.5 mg），每周 1 次。关节痛得到控制，但皮损改善不明显。

皮肤检查

- 患者皮损主要分布于躯干、四肢。
- 患病体表面积（BSA）：45%。
- 医师总体评分（PGA）：3 分。
- 银屑病皮损面积和严重程度指数（PASI）评分：27.6 分。
- 皮肤病生活质量指数（DLQI）评分：21 分。

实验室及影像学检查

- 血常规：未见明显异常。
- 尿常规：未见明显异常。
- 肝功能：未见明显异常。
- 肾功能：未见明显异常。
- 电解质：未见明显异常。

・HBV 检测：（−）

・结核检测：（−）

・HIV 筛查：（−）

・抗核抗体（ANA）：（−）。

・抗 ENA 抗体：（−）。

・HLA-B27 检测：（−）。

・心电图：未见明显异常。

・胸部 CT：右肺上叶、中叶多发小结节，双肺下叶多发斑片状模糊影基本吸收。主动脉弓及冠状动脉硬化。

诊 断 关节病型银屑病，虹膜睫状体炎。

诊疗思维

患者经 TNF-α 抑制剂治疗皮损改善疗效不佳，治疗前筛查排除生物制剂禁忌证，可换用明显改善皮损和关节症状的针对不同靶分子的生物制剂，以满足患者减少关节疼痛的需求。

司库奇尤单抗具有起效快、效果显著、安全性较高的优势，考虑到患者关节病型银屑病的治疗需求和司库奇尤单抗既往使用经验，选择司库奇尤单抗 150 mg 的治疗方案。

治 疗 给予患者司库奇尤单抗 150 mg 皮下注射，前 5 周（0，1，2，3，4 周）每周 1 次，之后每月 1 次。予丹参、维生素 C 静脉滴注，确舒霜及确炎舒松霜软膏外用。出院继续用药，需要时口服西乐葆 1 片；外用确舒霜，每天 1 次；外用艾洛松，每天 1 次，外用。密切观察其病情变化及不良反应。

治疗效果及随访

・治疗 4 周后患者的 PASI 评分下降至 1.8 分，达到 PASI 90，皮损几乎完全清除；PGA 评分下降至 1 分；BSA 下降至 2%；DLQI 分下降至 2 分，生活质量大幅改善。关节活动度增加；虹睫炎稳定，无复发。

・患者皮损变化情况见图 16.3。

胸腹部　　　　　背部　　　　　下肢

基线

第 4 周

第 2 年

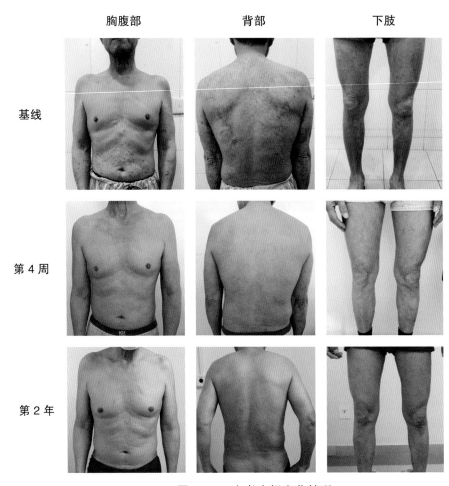

图 16.3　患者皮损变化情况

治疗体会

本病例中，患者伴发的虹膜睫状体炎是葡萄膜炎的一种。葡萄膜炎是一类临床常见的眼部疾病，其种类繁多，诊断和治疗十分棘手，易反复发作，最终导致不可逆性失明[1]。IL-23/IL-17 通路是葡萄膜炎与银屑病共同的病理机制，IL-17触发下游炎症级联反应，导致视网膜色素上皮（RPE）细胞功能障碍，从而影响视网膜屏障功能，促进眼内炎症[2]。《我国急性前葡萄膜炎临床诊疗专家共识（2016年）》提出生物制剂可在控制皮损的基础上控制葡萄膜炎[3]。一项纳入 16 例非感染性葡萄膜炎患者的随机对照研究发现，司库奇尤单抗治疗 8 周后，大部分患者病情好转，表现为炎症下调、糖皮质激素使用量减少 [4]。因此，综合考虑患者病情和治疗需求，本病例选择司库奇尤单抗 150 mg 进行治疗。

参考文献

[1] 杨培增 , 杜利平 . 中国葡萄膜炎的研究进展 [J]. 中华眼科杂志 ,2019(4):316–320.

[2] Zhong Z, Su G, Kijlstra A, et al. Activation of the interleukin–23/interleukin–17 signalling pathway in autoinflammatory and autoimmune uveitis[J]. Prog Retin Eye Res, 2021, 80:100866.

[3] 杨培增 , 叶俊杰 , 杨柳 , 等 . 我国急性前葡萄膜炎临床诊疗专家共识（2016 年）[J]. 中华眼科杂志 ,2016,52(3):164–166.

[4] Hueber W, Patel DD, Dryja T, et al. Effects of AIN457, a fully human antibody to interleukin–17A, on psoriasis, rheumatoid arthritis, and uveitis[J]. Sci Transl Med, 2010, 2(52):52ra72.

（上海交通大学医学院附属瑞金医院　陈利红）

合并肝硬化的银屑病 1 例

临床资料

基本情况　男性，69 岁，体重 85 kg。

主　诉　全身红斑鳞屑反复 58 年。

现病史　58 年前无明显诱因出现躯干、头皮红色丘疹、斑块，可自行消退。26 年前咽痛后，周身红色丘疹、斑块、脱屑，伴瘙痒，诊断为银屑病；既往水疗、药浴、光疗、多种口服及外用药物治疗，疗效不佳，皮疹反复。患者无关节疼痛，无牙龈出血及鼻衄，近期体重无明显变化。

既往史　出生即携带 HBV 病毒；确诊肝硬化、白细胞及血小板减少 20 年，口服抗病毒药逾 10 年，恩替卡韦 0.5 mg/d，至今 4~5 年；过敏性鼻炎 50 余年。

既往治疗　口服及外用中药等治疗后皮损减轻，继而行温泉浴，半年后皮损大部分缓解，腰部残留红色斑块。10 年来反复水疗、药浴、UVB 光疗、口服中药及外用多种药物，皮疹可好转，但停止治疗后 2~3 个月复发。3 年前海边日光浴 1 个月后皮损曾完全缓解，但其后日光浴的效果很快失效。2 年来外用卡泊三醇及间断外用激素，无明显改善。

皮肤检查

- 患者皮损主要分布于头皮、躯干、四肢。
- 患病体表面积（BSA）：35%。
- 银屑病皮损面积和严重程度指数（PASI）评分：30 分。
- 皮肤病生活质量指数（DLQI）评分：18 分。

实验室及影像学检查

- 血常规：白细胞减少、中性粒细胞减少、淋巴细胞减少、血小板减少。
- 肝功能：谷丙转氨酶升高、总胆汁酸升高、总胆红素升高，其余无异常。
- 肾功能：正常。

·T-SPOT 检测：（ – ）。

·HBV 检测：HBsAg（＋），HBsAb（ – ），HBeAg（ – ），HBeAb（ – ），HBcAb（＋）。

·HBV DNA 定量：<100 IU/mL，提示非活动性 HBsAg 携带者。

·HCV 检测：（ – ）。

·C 反应蛋白：正常。

·肿瘤标志物：癌胚抗原升高，糖类抗原 19-9（CA19-9）升高，甲胎蛋白、糖类抗原 125（CA125）、糖类抗原 153（CA153）及前列腺特异抗原正常。

·胸部 CT：双肺尖陈旧病变；右肺下叶泡性气肿；左肺下叶斑片影考虑炎症；双侧胸膜局限性增厚。

·上腹部增强 CT：肝硬化，脾大，腹水少量，侧支循环建立。肝内多发再生结节，胆囊结石。

诊　断　重度斑块状银屑病。

诊疗思维

　　患者为老年男性，病程长，传统治疗疗效不佳，皮疹反复，严重影响生活质量，迫切需要快速修复皮肤、控制病情。

　　患者合并非活动性乙肝、肝硬化、血细胞减少，且既往结核感染，治疗应避免肝损伤、骨髓抑制等不良反应，需选择尽可能不诱发 HBV 活动复制和结核再激活的治疗方案。

　　患者存在非活动性 HBV 感染，持续口服抗病毒药物，基于抗 IL-17A 抑制剂对 HBV 感染免疫，对肝功能及血常规无明显影响，以及安全性较高、起效较快、疗效较好的特点，选择司库奇尤单抗 300 mg 进行治疗。

治　疗　给予患者司库奇尤单抗 300 mg 皮下注射，前 5 周（0，1，2，3，4 周）每周 1 次，之后每月 1 次。密切观察其病情变化及不良反应。

治疗效果及随访

·治疗 5 d 后患者的 PASI 评分降至 23.9 分，治疗 28 d 后降至 13 分，治疗 54 d 后 PASI 评分降至 2.7 分，达到 PASI 90（图 16.4）。

·治疗 5 d 后患者的 DLQI 评分由 18 分降至 10 分，治疗 28 d 后 DLQI 降至 2 分，生活质量大幅大幅改善；治疗 54 d 后降至 0 分，生活质量完全不受影响（图 16.5）。

·患者皮损变化情况见图 16.6。

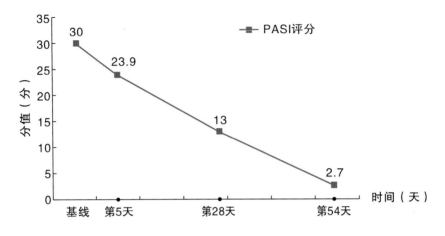

图 16.4　患者 PASI 变化曲线

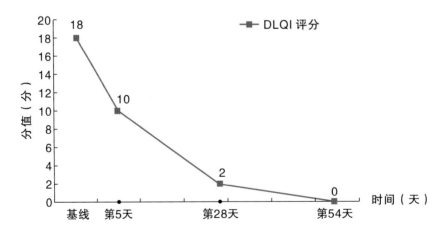

图 16.5　患者 DLQI 变化曲线

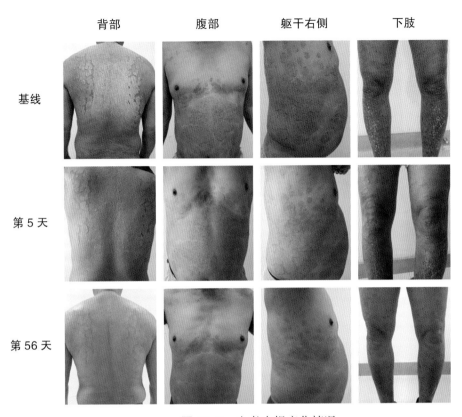

	背部	腹部	躯干右侧	下肢
基线				
第5天				
第56天				

图 16.6　患者皮损变化情况

·首次用药后分别于半个月、1个月、2个月复查血常规、肝功能，患者各项指标较治疗前无明显变化。

治疗体会

本病例为合并有乙肝、肝硬化、脾大、白细胞及血小板下降的老年银屑病患者，其银屑病自年幼发病，病史长达58年，皮损累及全身多处，既往水疗、药浴、UVB光疗、口服中药及外用多种药物，皮损可减轻，但仍反复发作，并逐渐加重、持久不消退，瘙痒明显，严重影响社交、生活，迫切需要改善病情。治疗过程中，需兼顾清除皮损、改善患者生活质量、尽可能避免治疗可能带来的不良反应，疗效及安全性应并举。患者银屑病皮损程度、对生活质量的影响程度均为重度，表明患者需要系统治疗。

《中国银屑病诊疗指南（2018完整版）》指出，传统系统免疫抑制剂，如氨甲蝶呤、阿维A、硫唑嘌呤及雷公藤等，可能对肝功能和（或）骨髓造血有一定影响[1]。《中国银屑病生物治疗专家共识（2019）》也指出，TNF-α抑制剂如英夫利西单抗、阿达木单抗，可能诱发HBV及结核分枝杆菌感染再激活[2]。因此，针对此患者，选用长期安全性良好，对HBV感染、肝功能及血细胞无显著不良作用的司库奇尤单抗[3]。此外，尽管目前尚无司库奇尤单抗在肝硬化患者中的疗效研究，但临床研究显示，在合并代谢综合征的银屑病患者中，司库奇尤单抗对肝酶无任何影响，支持司库奇尤单抗用于治疗存在肝脏负担、肝功能异常的患者中安全性良好[4]。司库奇尤单抗（可善挺®）中文说明书提示，老年患者无须调整剂量。

综合考虑患者的治疗需求和经济条件，本病例选择司库奇尤单抗300 mg进行治疗，结果显示，司库奇尤单抗对此患者疗效显著，治疗后1周内即显著减轻皮损、改善瘙痒。治疗5 d患者的PASI评分降至23.9分，治疗28 d后降至13分，治疗后第8周PASI降至2.7分，达到PASI 90，仅胫前遗留皮肤肥厚、轻度瘙痒。患者生活质量得到显著改善，治疗56 d后，DLQI降至0分，生活质量完全不受影响。司库奇尤单抗对此患者安全性良好，治疗后8周内，患者未报告不良反应，监测其肝功能及血细胞计数，与基线相比未发生明显变化。但疗程尚短，仍需要长期评价。

参考文献

[1] 中华医学会皮肤性病学分会银屑病专业委员会. 中国银屑病诊疗指南(2018完整版)[J]. 中华皮肤科杂志, 2019, 52(10):667–710.

[2] 中华医学会皮肤性病学分会, 中国医师协会皮肤科医师分会, 中国中西医结合学会皮肤性病专业委员会. 中国银屑病生物治疗专家共识(2019)[J]. 中华皮肤科杂志, 2019, 52(12):863–871.

[3] Bissonnette R, Luger T, Thaçi D, et al. Secukinumab demonstrates high sustained efficacy and a favourable safety profile in patients with moderate-to-severe psoriasis through 5 years of treatment (SCULPTURE Extension Study)[J]. J Eur Acad Dermatol Venereol, 2018, 32(9):1507–1514.

[4] Gisondi P, Bellinato F, Bruni M, et al. Methotrexate vs secukinumab safety in psoriasis patients with metabolic syndrome[J]. Dermatol Ther, 2020, 33(6):e14281.

（中国医科大学附属第一医院　徐宏慧）